みるみる美ボディ

魔法のピラティス

B-LIFE

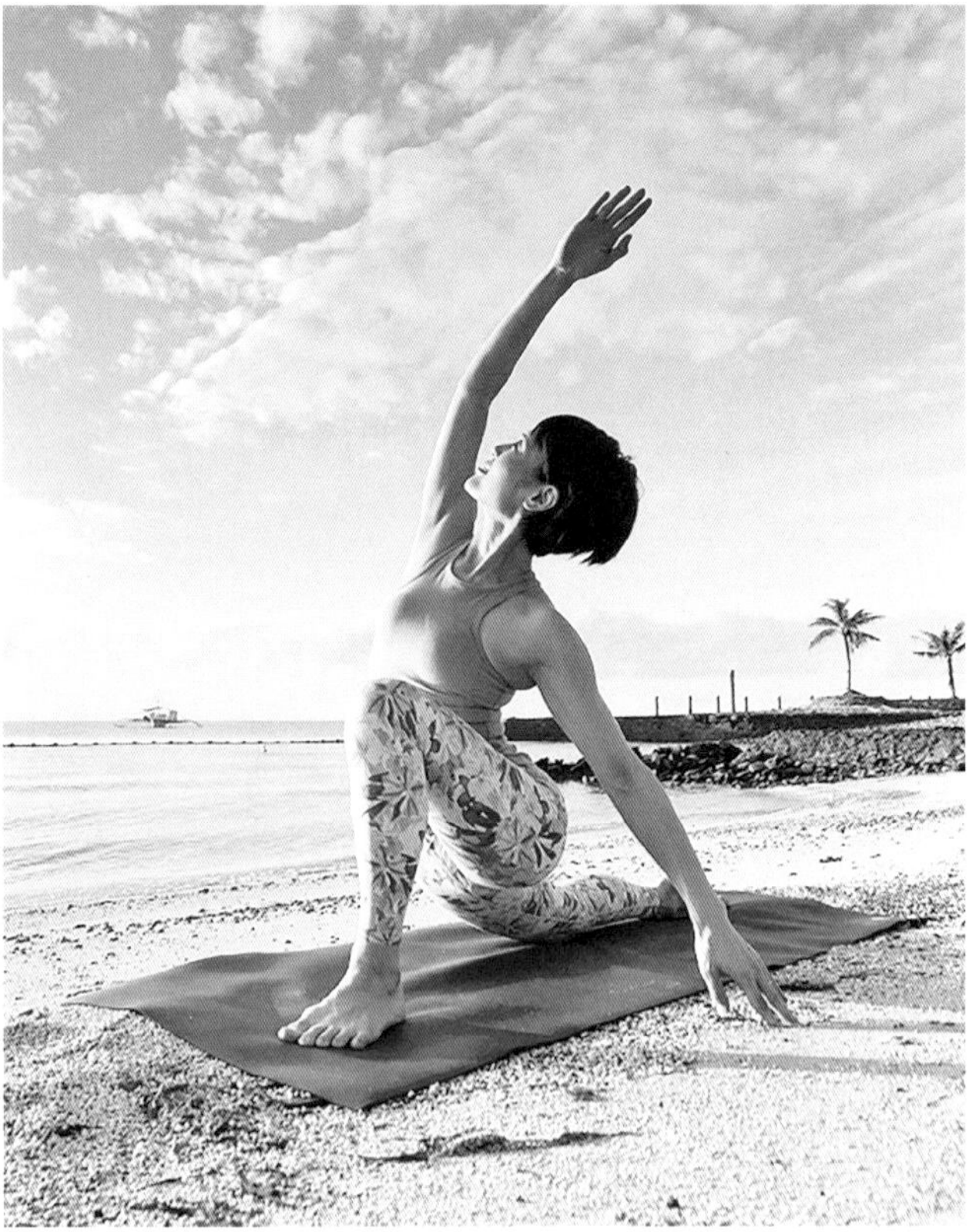

体を動かすと、幸福度が上がる。

２０２０年5月現在、新型コロナウィルスの影響で日本中、そして世界中で外出自粛や都市封鎖といった前代未聞の異常事態が続いています。社員が出社して感染することを防ぐために、多くの企業ではリモートワーク中心になっています。またスポーツジムやヨガスタジオなどの運動をするための場所も、ほとんどがクローズされています。

その結果、多くの方が家で過ごす時間が長くなり、慢性的な運動不足に陥っています。

こうした中、オンラインで手軽に見られるヨガやエクササイズ動画が脚光を浴びるようになり、動画を見ながら運動をする人が一気に増えてきました。

B-lifeチャンネルの視聴者には、親子や夫婦など、家族一緒にYouTubeを見ながら楽しく運動される方がとても多くいらっしゃいます。

この機会に、この本の読者の方にも、手軽に運動できる素晴らしさ、小さなコツで習慣化できる楽しさを、ぜひ味わっていただけたらと思います。

前作の『自律神経みるみる整う　魔法のヨガ』を刊行してから約1年。多くの方から不調が治ったという嬉しい感想が届いたと同時に、体を引き締めるエクササイズも教えてほしい、というリクエストをたくさんいただきました。

実は、B-lifeの動画視聴者や、オンラインサロンのメンバーにも、ヨガから入ってエクササイズを始める人がたくさんいます。いったい、どういう心境の変化があるのか。彼らにリサーチしたところ、次のように変化することがわかりました。

①ヨガを継続すると、不調がみるみる治っていく

←

②不調が治ると、体を動かしたくなる

←

③徐々に引き締まり、本格的にダイエットを始める

なるほど、と自然な流れとして、すんなり納得できますよね。

エクササイズを続けた後にたどる変化は、次の通りです。

④どんどん体が引き締まって、理想の体型に近づく

←

⑤自信がついて、自分の可能性に対する興味がわく

←

⑥活動的になって、いろんなことに前向きにチャレンジし始める

これもまた、イメージしやすい流れだと思います。

ただ、中には③の段階でつまずいて、

「どんなエクササイズをすればいいのかわからない」

「今しているエクササイズが〝正解〟なのかどうか……」という人が結構います。

正しいエクササイズの経験がなければ、迷いが生じて当然です。


「おすすめのエクササイズはなんですか？」という質問もよく受けます。

どうせやるなら、確実に効果を得たいですよね。

そうした声を踏まえて考案したのが、今回の「魔法のピラティス」プログラムです。１週間のプログラムになっていて、１日目から5日目まではお腹や二の腕などの部位別、６日目は全身を鍛え、７日目はエクササイズはお休みして、ヨガで体をゆるめる日にしています。

これを続けると、どなたでも理想の体型に近づいて自信がつき、いろんなことにチャレンジし始めるという④⑤⑥の変化はもちろん、

「自分にとってよりいいものは何か」

「自分に本当に必要なものは何か」

ということを考えるようになります。

エクササイズに当てはめて言えば、

「どうしたらもっと効果が出るか」

「ほかのトレーニングも試してみよう」

と探求し始めます。


実際に、B-lifeオンラインサロンのメンバーには、B-lifeが配信している様々な種類の動画を組み合わせて、オリジナルのプログラムを作っている方もいます。

少し前まで、何をしたらいいかわからないと言っていた方が、です。

「自分で考えて選択できるようになる」というのは「何が自分にとって必要か」を

完璧に把握できるようになった、ということを意味します。

それは自分を信頼していないとできないことであり、自己肯定感が高まった証です。

実際に、ワークショップなどでお会いすると、イキイキと輝いていて、周囲を明るく元気にする方々ばかりです。

そうした光景を見るたび、心と体はつながっていて、体がよくなると心も魅力的になるのだな、と痛感します。

今、この本を手にしてくださっている一人でも多くの方に、そうした素敵な変化があることを祈っています。

B-life　TOMOYA

CONTENTS

本書の内容

本書はB-lifeインストラクターMarikoによる
心と体を強くする7つのエクササイズと、
運動を習慣にする生活スタイルやマインドセットのコツを紹介しています。
何よりも大切なのは、無理をせずに楽しむこと！

① 運動を習慣化する意味とコツ

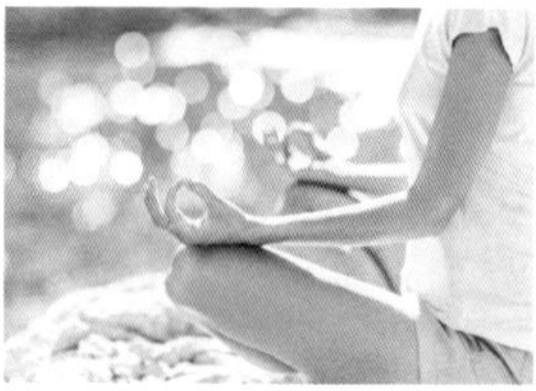

なぜ、運動で体も心も元気になるのか。どうやったらそれを習慣にできるのか。インストラクターMarikoやB-life体験者が実践するコツを紹介。

② 7つの部位別エクササイズ

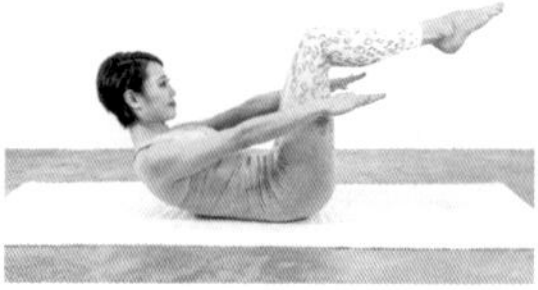

お腹、脚、二の腕・背中、お尻、ウエスト、全身のエクササイズ、リラックス。7つの効果に合わせた特別プログラムを紹介。QRコードから動画へ。

③ 動画紹介

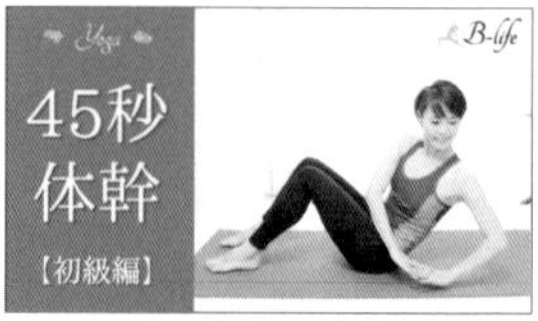

②以外のオススメ動画を、「初級」「中級」「上級」とレベル分けで紹介。再生時間もかかれているので、自分のペースに合わせて選べる。

④ 4週間プログラム

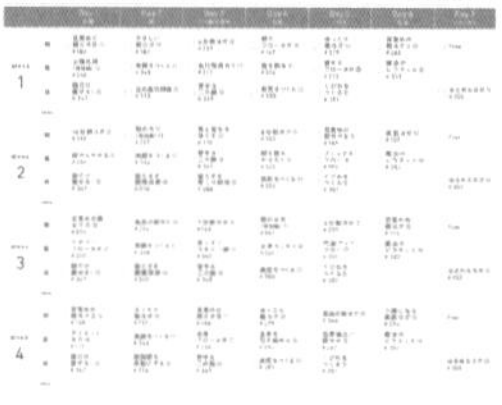

楽しくバランスよく全身を引き締めたい。そんな方にぴったりの、運動を習慣化できるカレンダープログラム。巻頭のカレンダーを切り取ったり書き込んで使える。詳細は132ページへ。

事前の準備

① ヨガマット

硬いフローリングでトレーニングすると、背骨やひじなどの関節が痛くなることがある。1000円前後のポリ塩ビニール製でOK。痛かったら2枚重ねたり、厚めのものを使う。

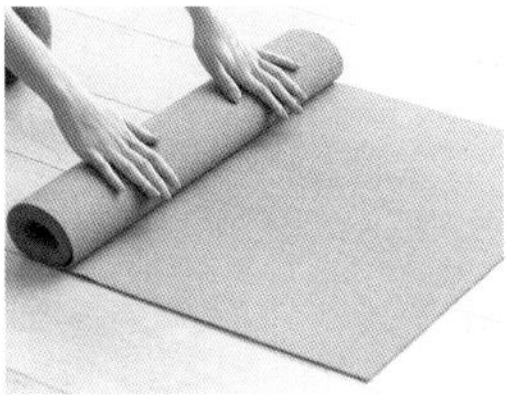

② タオル

うつ伏せになって行う場合など、顔の下にタオルを敷いてOK。汗はじんわりかく程度だが、マットが濡れるのが心配な人は、背中が当たる部分などにタオルと敷くといい。

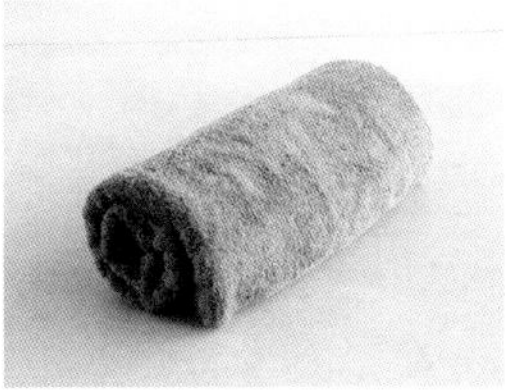

③ 服　装

動きやすければ、どんな服装でもOK。伸縮性があるものが理想。ジーンズなど、伸縮性のないものは避ける。靴下を履いていると滑ったり力が入りにくい場合は、脱いで行う。

④ 集中しやすい場所で

暑すぎない、寒すぎない、直射日光が当たらない、騒音が少ないなど、集中しやすい場所を選ぶ。不快に感じることは集中の妨げになるので、極力なくす。

⑤ 食後1～2時間はあける

食後は、消化のために消化器官に血液が多く流れる。そのときにトレーニングをすると筋肉も血液を必要とするため、消化不良を起こして気持ち悪くなりやすい。必ず消化が進むまで待つこと。または食前に行う。

⑥ その他の注意事項

・発熱時や体調が悪い時は
　お休みする。
・月経中も無理せず、お休みするか
　リラックスストレッチを行う。
・妊娠中や出産直後、
　怪我の後遺症や持病がある場合は、
　医師に相談の上行う。

Chapter 1

強い体で心も強く元気に

疲れやすい体とさよならすれば、心も安定します。

まずは体からアプローチ

整った体が心を強くする

B-lifeの視聴者の皆さんに「どんな自分になりたいか」という理想像について、アンケートをとったことがあります。結果はご覧の通り。

1 健康で明るく、前向きな生活を送る
2 自分に自信を持ち、何事も主体的に行動できるようになる
3 柔軟で、しなやかに引き締まった身体を手に入れる
4 姿勢がよくて、後ろ姿もきれい
5 いつまでも元気で若々しく、イキイキと過ごす

今ではこれが、B-lifeのビジョンにもなっています。

「確かにこうなりたいけど、全部叶えるのは無理……」「何からしたらいいかわからない」「続かないんだよね」今にもそんな声が聞こえてきそうですね。

でも、運動を無理なく習慣にできる方法があるとしたら、どうでしょう。歯車が噛み合うように、叶っていくイメージがわきませんか？

本書も、前作『自律神経みるみる整う魔法のヨガ』も、最も大切にしているテーマは「運動嫌いな人でも、忙しい人でも、だれもが自宅で楽しく続けられる」ということです。

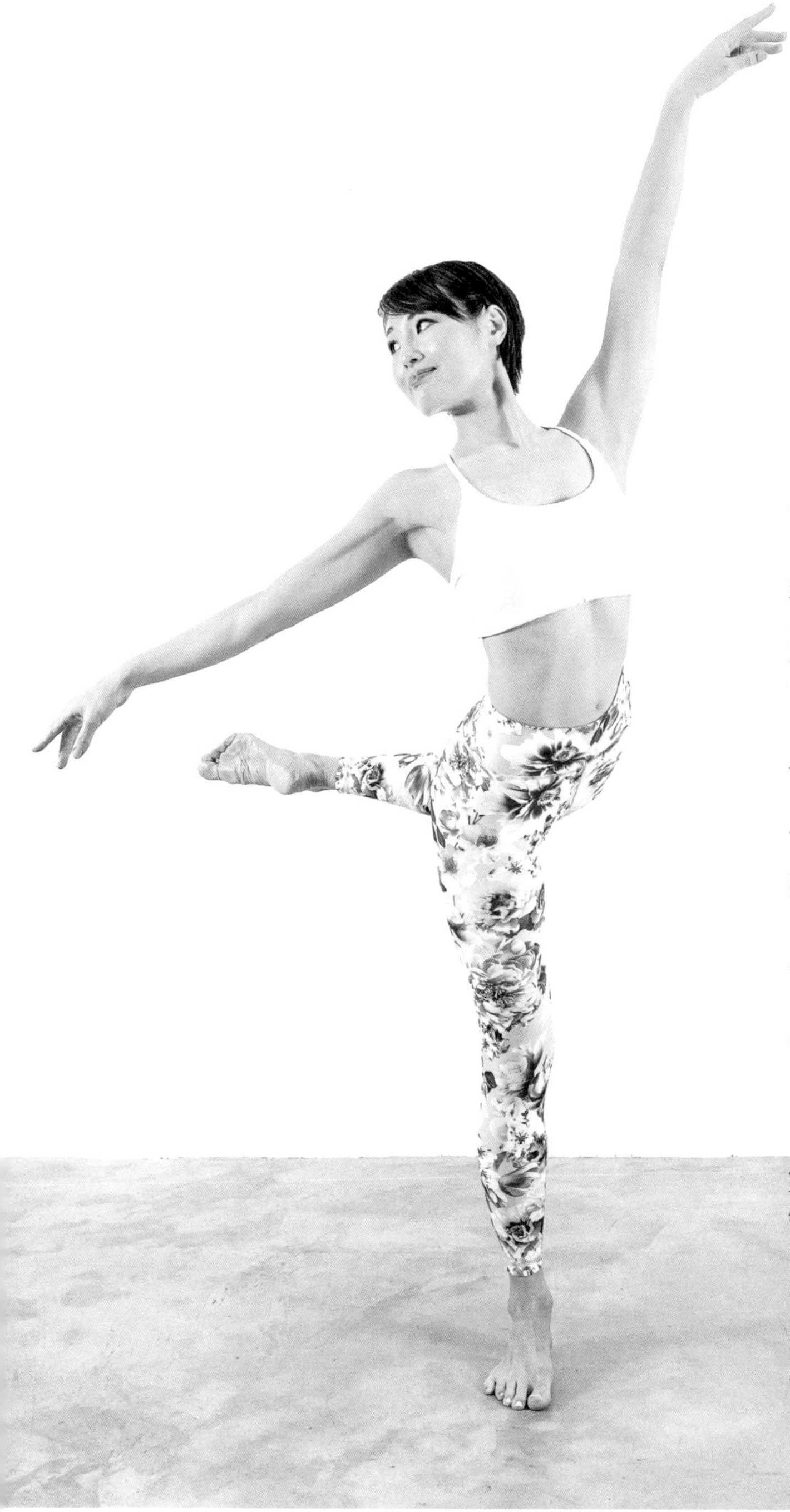

ヨガが「体を整えて心も整える」メソッドだとしたら、ピラティスは「体を強くして心も強くする」メソッドだと考えています。体が伸びて気持ちよくできるヨガと違って、筋トレの要素もあるピラティスは、私でもキツイなぁと思うときがあります。その分、やり切った後の達成感が大きい。それを知っているから、頑張れるのです。小さな積み重ねが、体と心を強くしてくれることを実感するはずです。

「貯筋」で一生太らない

筋肉は、20代以降、1年で1%ずつ減少すると言われます。運動などで筋肉を刺激する習慣がないと、70代で寝たきりになる恐れも……。

筋肉は、体を動かすための熱や力を生み出す運動器官です。それが減少すれば、当然力不足になって疲れやすくなり、ちょっとした段差でつまずいたり、ひざや腰などの関節に負担がかかって痛みが出たりします。すでに思い当たる人は、筋肉の減少を疑ってみてください。

「若いころと同じ食事を続けると、太りやすくなった」という方も、筋肉減少が大きな原因となっている可能性が高いです。筋肉は熱や力を生み出すときに多くのエネルギーを使う=基礎代謝を上げます。それがなくなれば基礎代謝が低下して太りやすくなってしまう、というわけです。

基礎代謝は、10代をピークに、あとは低下の一途をたどります。食い止めるには、運動で「貯筋」するしかありません。

ストレッチやリラックス系のヨガは筋肉への刺激が少ないので、筋肉を「つける」運動法とは言えません。同様に有酸素運動も、摂取カロリーや脂肪を消化・燃焼することには向いていますが、筋肉を「つける」という観点では不十分です。

今何歳でも、これからいくらでも筋肉を増やせます。高齢のボディビルダーの存在が、それを証明してくれていますね。年齢のせいで諦める必要はないのです。

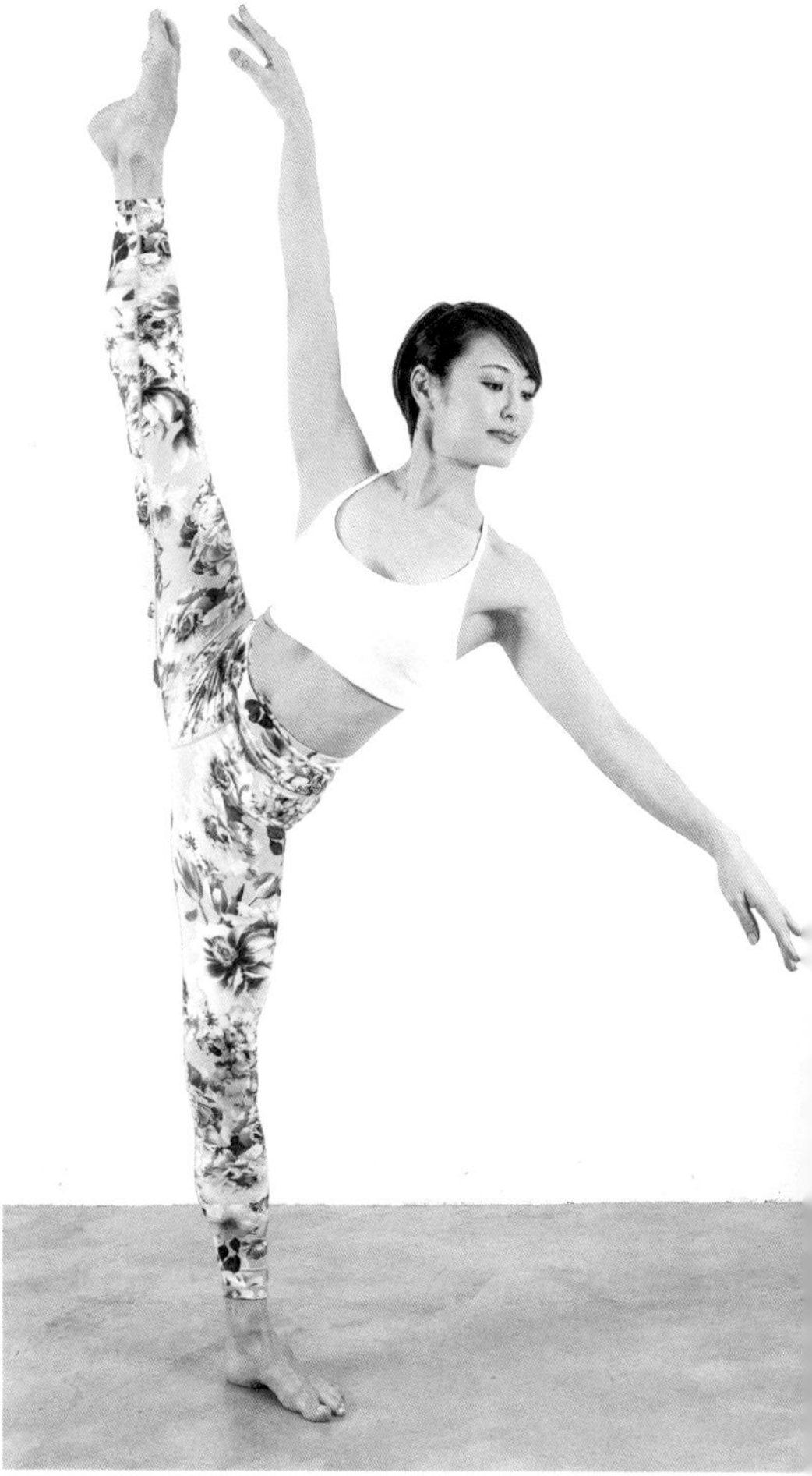

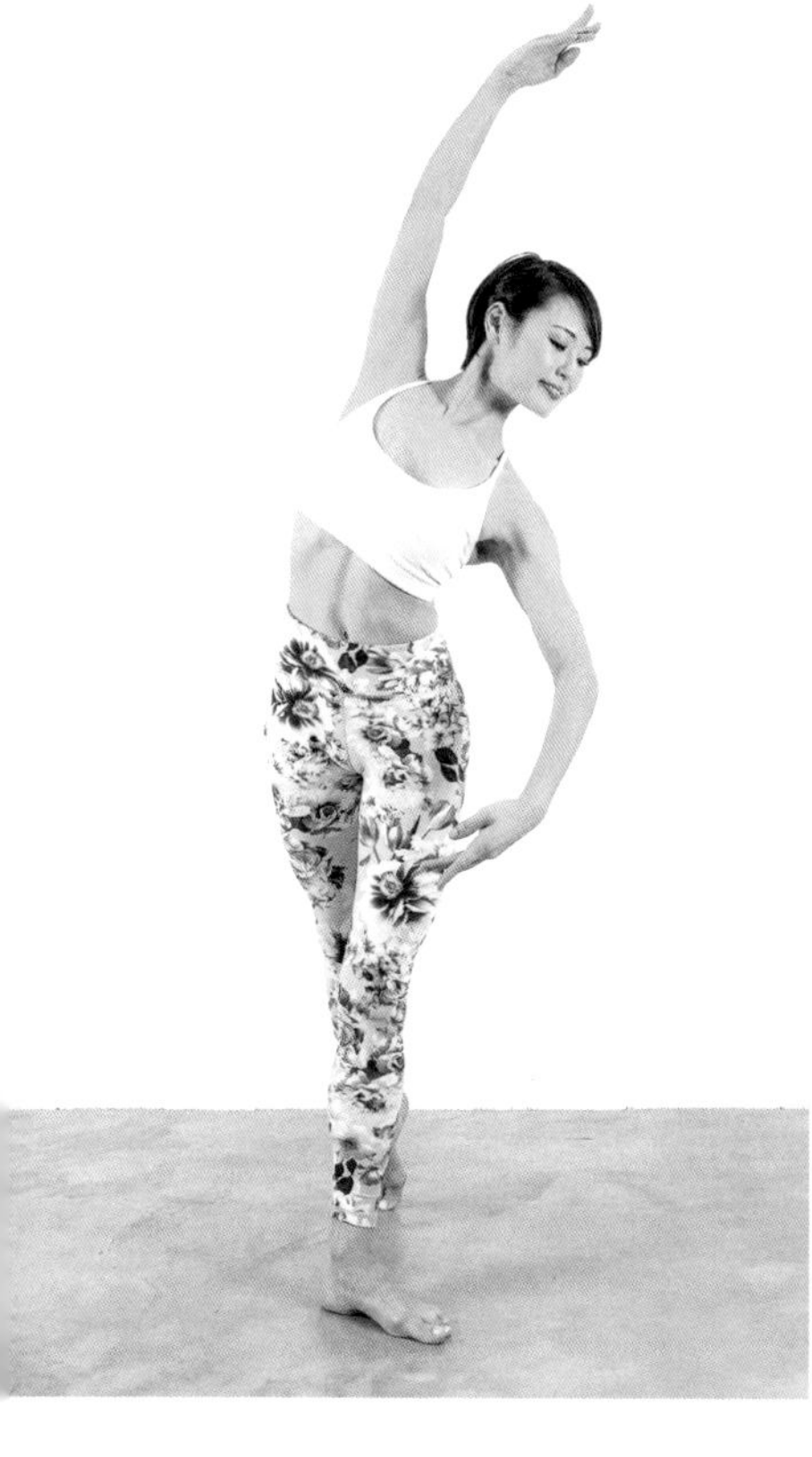

「痩せる」だけじゃない

「筋肉は脂肪よりも重い」というのは、一般的に知られていることです。重いけど、脂肪よりも表面積が小さいから、筋肉が多い人のほうが細く引き締まって見える、というわけです。

筋肉を増やすことには、ほかにも嬉しい効果がたくさんあります。ひとつに、「冷えやこり、むくみ解消」があります。運動で筋肉が刺激されると、筋肉中の血管が刺激され、血管がマッサージされる効果があります。そのマッサージ効果により血行やリンパの流れが促進されるので、冷えやこり、むくみが解消されるというわけです。トレーニングを続けて筋肉が増えると、筋肉による「血液を心臓に戻すポンプ作用」も上がり、さらにむくみにくい体になっていきます。

「若返り効果」も、嬉しい効果です。ピラティスで筋肉をつけると、若返りホルモンといわれる成長ホルモンの分泌が活発になり、その効果は有酸素運動の5倍も6倍も上と言われます。つまり、有酸素運動1時間で得られる効果が、ピラティスなら10分程度ですむ、ということです。

さらに、自律神経のリズムを整える効果もあります。自律神経を整える運動として、ヨガやウォーキングなどの息が上がらない運動が知られますが、実はピラティスもその一つです。自律神経のリズムが整って、体と心をいい状態で保てるほど、ここぞというときの集中力も発揮しやすくなります。

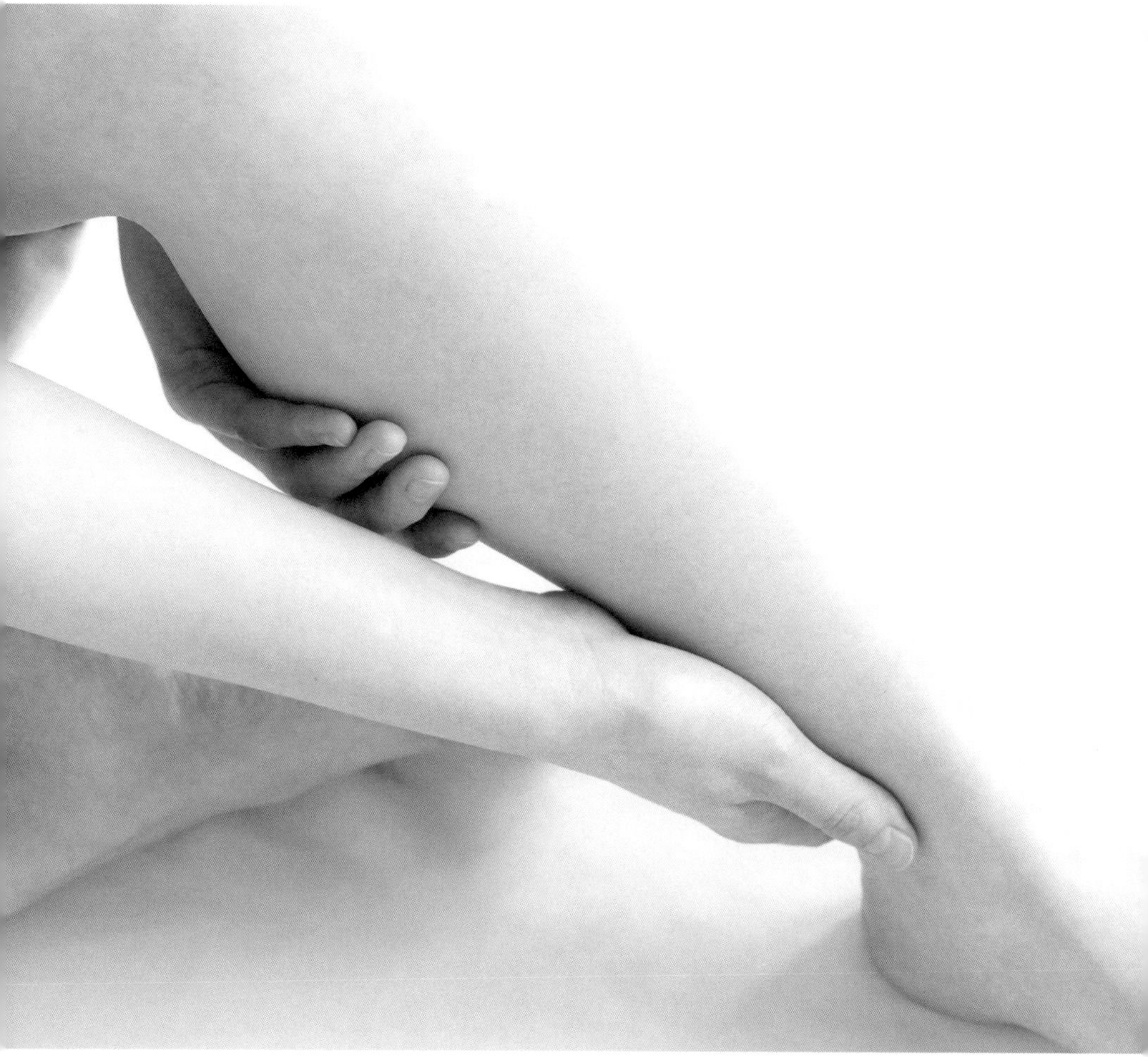

朝の5分で代謝が加速

「朝は忙しくて運動する時間なんてない」という方は多いでしょう。でももし、一度も試さずにそう思っているとしたら……とてももったいない、せめて一度は試してみてください。そのくらい、朝の運動には価値があります。

どのプログラムも数分ですみます。10分早く寝て10分早く起きれば、時間は作ることができます。有酸素運動のように汗だくになることはありません。汗をかいたとしても、ヨガと同じ程度。起床後すぐに行う必要もなく、例えば朝食用に卵をゆでている間、お弁当のあら熱をとる時間など、隙間時間を活かせばOK。

なぜ朝がおすすめかというと、代謝がいい状態をキープできるからです。運動によって上がった代謝は、約6時間持続すると言われます。つまり、朝に運動するといつもと同じ通勤や仕事の消費カロリーが自然と上がる、ということです。

血行がよくなるため、化粧のりもよくなります。もう少し時間を作れたら、朝ヨガをしてからピラティスするのがおすすめです。筋肉が柔軟になっていて、運動効果もアップするからです。私も毎朝、ヨガ→他のエクササイズという流れです。

もっとも、夜でも運動効果はちゃんと得られます。朝にどうしても時間がない人は、夕食の前かお風呂に入る前がいいでしょう。朝と同様に、夕食用に何かをゆでている間や、お風呂にお湯を溜める時間など、毎日の行動に紐づけておくと習慣化しやすくなります。

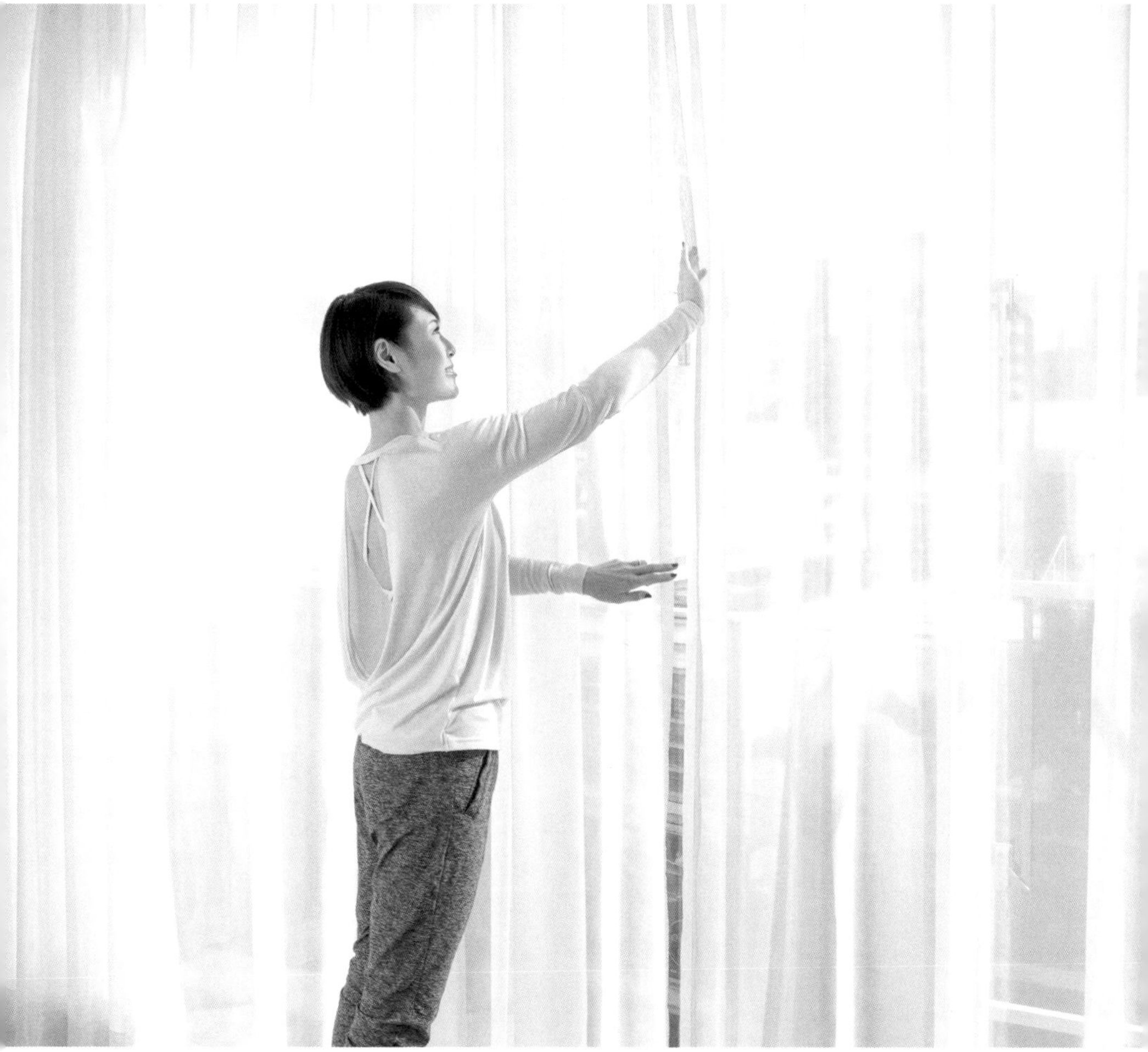

Chapter
2

マインド
セットのコツ

運動が嫌い、続かない……
そんな三日坊主の自分を変えて、
運動を無理なく習慣にする方法をお伝えします。

できないことに囚われない

「運動がいい」とわかっているけど、私は何をやっても続かないタイプで……。
筋肉がないから、目安の回数をこなす自信がない……。
頑張って続けていたのに、風邪で休んだら、そのまま挫折してしまった……。
これまで、ジムのインストラクター時代を含む指導歴の中で、こうした声をたくさん聞いてきました。

なぜ、なかなか始められなかったり、ちょっと休むと再開できなくなってしまうのでしょうか。

私は、「できないこと」に囚われすぎる心の持ちように問題があると考えています。
人はどうしても「時間がない、お金がない、チャンスがない、能力がない」など、なんでも「ない」ことに目が向きがちです。冷静に見直してみると、本当に「ない」のではなく、時間やお金のムダを「見直してない」、チャンスや能力を活かす「勇気がない」だけ、ということもたくさんあります。

つまり、できることが「ある」のにそれには目を向けないで、「ない」ことにしているのです。

同じように、運動習慣を始めるきっかけはいくらでもあって、できる回数をすればいい、何回挫折してもそのつど再開すればいい。そんな当たり前のことをわかっているのに、できないことにしていませんか。本当はできるのに、できないことに

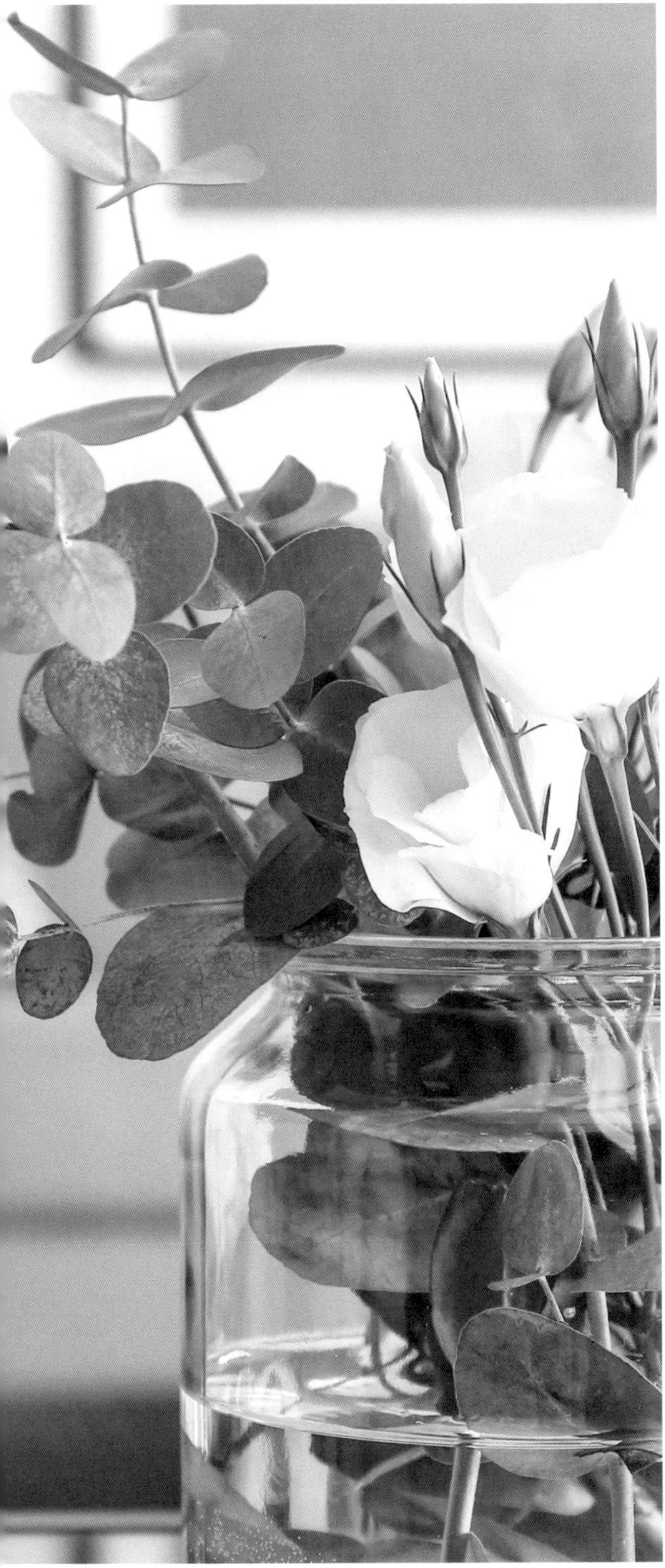

するのは、自分にダメ出しをして、自己否定することと同じ。逆に、「ある」に目を向けてできることをすると、自己肯定感が上がります。

このマインドなら、いろんなことが習慣として身につくでしょう。

ではいったい、どうしたら「ない」から「ある」に目を向けられるようになるのでしょうか。

今すぐ変わる
コツがある

「ある」に目を向けるマインドになるために、私なりに心がけていることが3つあります。

①自分を褒める

「ある」に目が向きやすくするように、些細なことでも、できたらその都度自分を褒めるようにする。「いつもより早起きできた」「メイクのノリがいい」「ご飯をおいしく作れた」など。理想が高すぎると「この程度なら褒めるに値しない」と思いがち。「こうあるべき」「こうすべき」といった思い込みを手放すことも大切。

②人と比べない

人と比べることには良し悪しがあって、「あの人は凄いなぁ、自分ももっと頑張ろう！」という尊敬や憧れを抱く、ポジティブな比べ方はしていい。逆に、「あの人はあんなにできているのに、どうして私はこれしかできないんだろう」という自分を責めるネガティブな比べ方はしないほうがいい。かりに、尊敬や憧れから「自分はなんてダメなんだろう」と思うことがあっても、日ごろから自分を褒めるようにしていると、自分の長所に目が向いて、素早く立ち直れる。

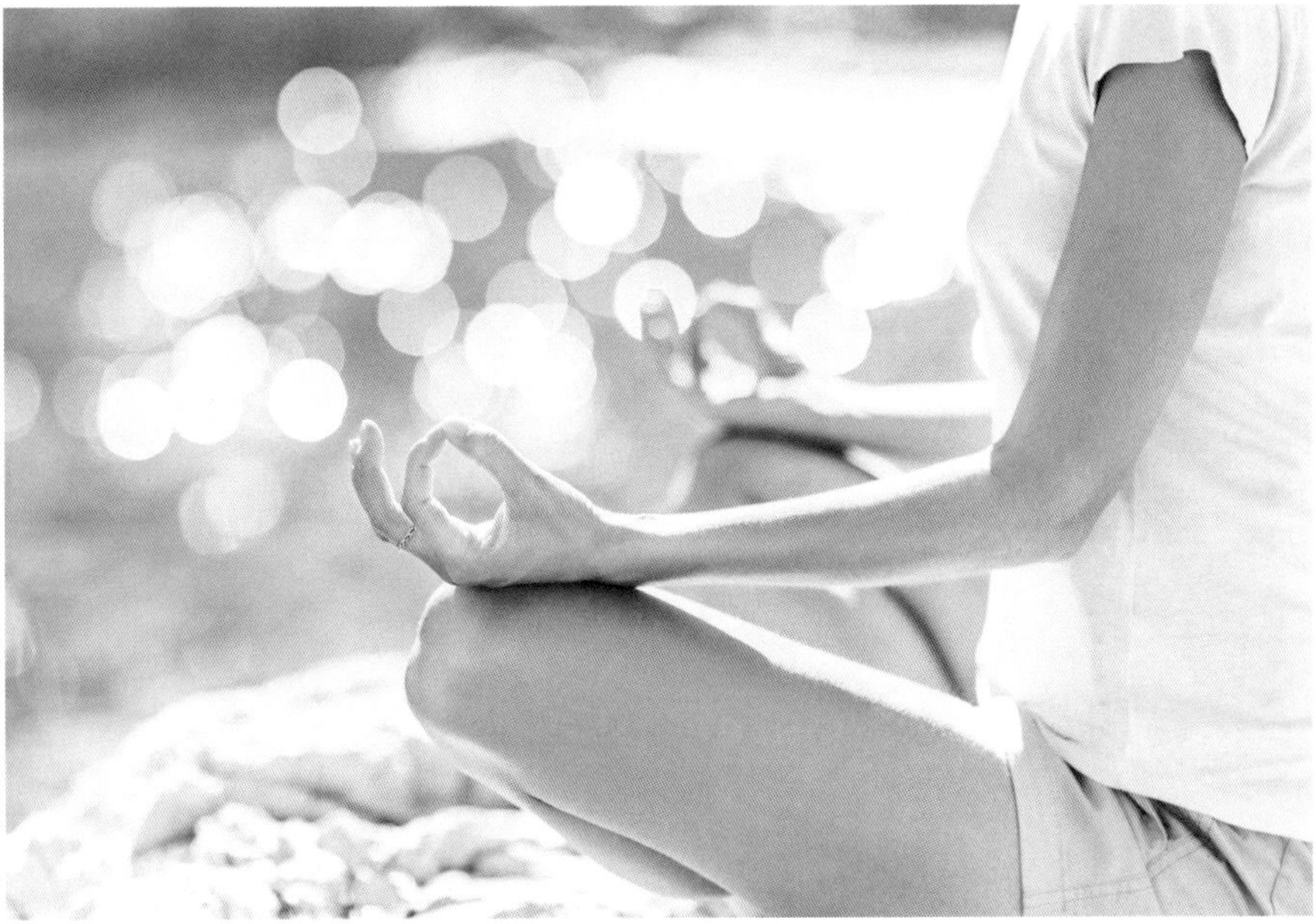

③「今」にフォーカスする

「もし病気になったらどうしよう」「それで働けなくなったらどうしよう」など、将来に対して漠然とした不安を覚えるときがある。そんなときは、今にフォーカスを戻して「今悩んでも仕方ない」とスパッと切り捨てる。悩みだしたらキリはなく、今どうしようもできないこと＝悩む必要はないこと、と考える。将来の不安を今の安定に重ねない。不安が現実になったときに悩めばいいこと、と割り切る。

②の「人と比べない」は、もともと私はマイペースな性格で、誰かに対してライバル心や闘争心を抱かないタイプであることがベースにあると思います。

小さいころから始めたバレエでもライバル心を燃やしたことがありません。あの人には負けたくない、一番いい役がほしい、などと思うこともなく、純粋に「上手になりたい」と思ってました。でも、それ以上に「レッスンが楽しいから毎日する、したい」という思いが強かったです。

そこがウィークポイントでもあって、高校で所属していた新体操部の顧問からは、「素質はあるのに、闘争心がないからトップになれないんだ」とよく言われ、確かにその通りだなぁ、と思った記憶があります。それでも「闘争心を持ってトップを目指そう」という気持ちは芽生えませんでした。

いつも、自分ができる精いっぱいのことをやるだけ。

その一心で、バレエとも、新体操とも向き合ってきました。ジムのインストラクター時代も、まったく同じ気持ちでやっていました。本当に好きで、したいことをしていると、一番になるとか、ならないとか、関係なくなる気もします。
③の「今にフォーカスする」は、日課として続けている瞑想の基本でもあります。瞑想は、意識を「今、ここ」に集中させるもので、過去でも未来でもなく、今ここにしか存在できない自分を捉える訓練です。私の場合は、バレエのレッスンを通じても、この「今にフォーカスする」力が培われました。
レッスンは毎日同じことをするのですが、その積み重ねが大切です。「これがどんな将来につながるんだろう」と疑っても何にもなりません。

今できることは、レッスンに集中することだけ。

レッスンばかりで嫌気がさすときもありましたが、そのたびに、「理屈抜きで今

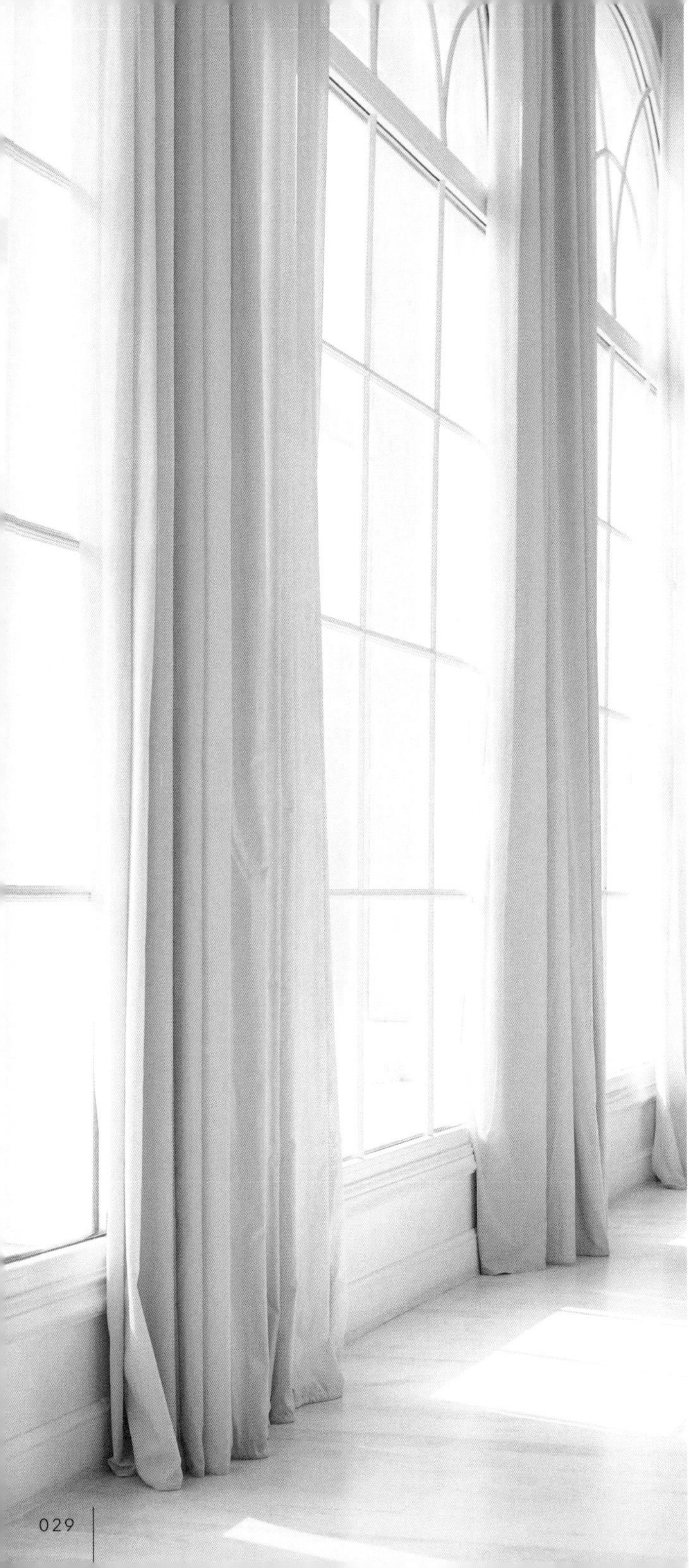

に集中するしかない」と切りかえていました。
その積み重ねがバレリーナとして舞台に立ったこと、しいては今の私につながっていると思っています。

やらなくていい理由を見つけない

子どものころに新しい事を始めるときは、純粋に「やってみたい！」という気持ちですぐに行動できましたよね。大人になった今はどうでしょうか。行動に移すまでに、大きな勇気や覚悟が必要で、なかなか踏み出せずにいませんか？

チャレンジすること自体がすでにチャレンジ。「うまくできなかったらどうしよう」「やってもまた続かないかもしれない」などと、やらない理由を並べて、自分を正当化しがちだったりしませんか。

私たち大人の頭は、過去の経験や思い込みというシガラミでガチガチになっています。だからこそ、大人になってからのチャレンジには大きな価値があります。

視聴者の方に、ヨガから始めてバレトンに挑戦したことをきっかけに、バレエのレッスンに通い始めた女性がいらっしゃいます。彼女からのメッセージをご紹介します。

「また一つ、新しい自分に出会うことができました。こんなに心の底からワクワクすることに出会えるなんて！　これからワクワクの先に向かって一歩ずつ歩んでいきます。一歩踏み出す勇気をプレゼントしていただき、ありがとうございました。」

実は、このときの彼女は病気療養中でした。それでも新しいことにチャレンジし、さらに先を目指す姿には、こちらが勇気をもらいました。チャレンジするか、しないかで、人生の豊かさは大きく変わってくるはずです。

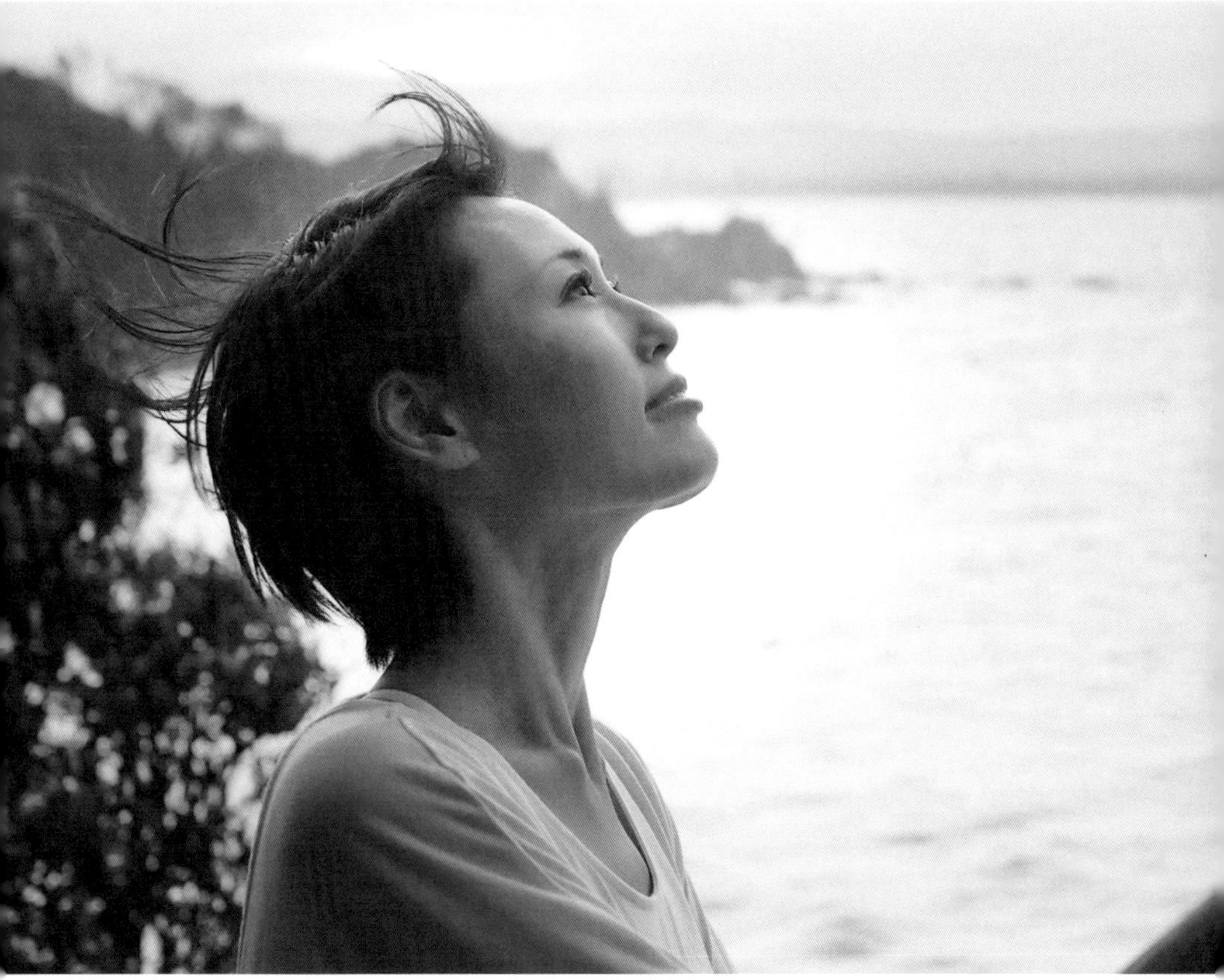

自分が聞きたい言葉を言おう

いつも何気なく発している言葉は、自分が一番よく聞いていていて、自分に一番大きな影響を与えています。

例えば、「疲れた」「どうせ無理」「いいことない」「あの人ばかりいいなぁ」など、ネガティブな言葉ばかりを口に出していると、心も体も顔もどんどん疲れていって、どんよりとした暗いオーラがまとわりついてしまうとか。この内側から出るオーラが、人に与える第一印象を決定づけるでしょう。服装のセンスがいい、悪い、背が高い、低いなどの外見的なことはあまり関係ない気がします。

逆に、ポジティブな言葉を口に出すことで、思考や行動が自然とプラス方向に向かっていきます。単に「疲れた」ではなく「疲れたけどすごく充実してたな」に。「どうせ無理」を「どうしたらできるようになるかなぁ」と言い換えたり。「いいことない」「あの人ばかりいいなぁ」と思えても、「一つぐらい小さな幸せはあったはず」という視点で見直せば、必ず見つかるものです。

すると「きっと大丈夫」「うまくいく」「ありがとう」など、ポジティブな言葉が口からたくさん出るようになって、それを聞く周りの人の気分もよくなるでしょう。誰だって、ネガティブな言葉より、ポジティブな言葉を聞きたいものですからね。それが、いい出会い、いいチャンスを引き寄せるきっかけになるはずです。

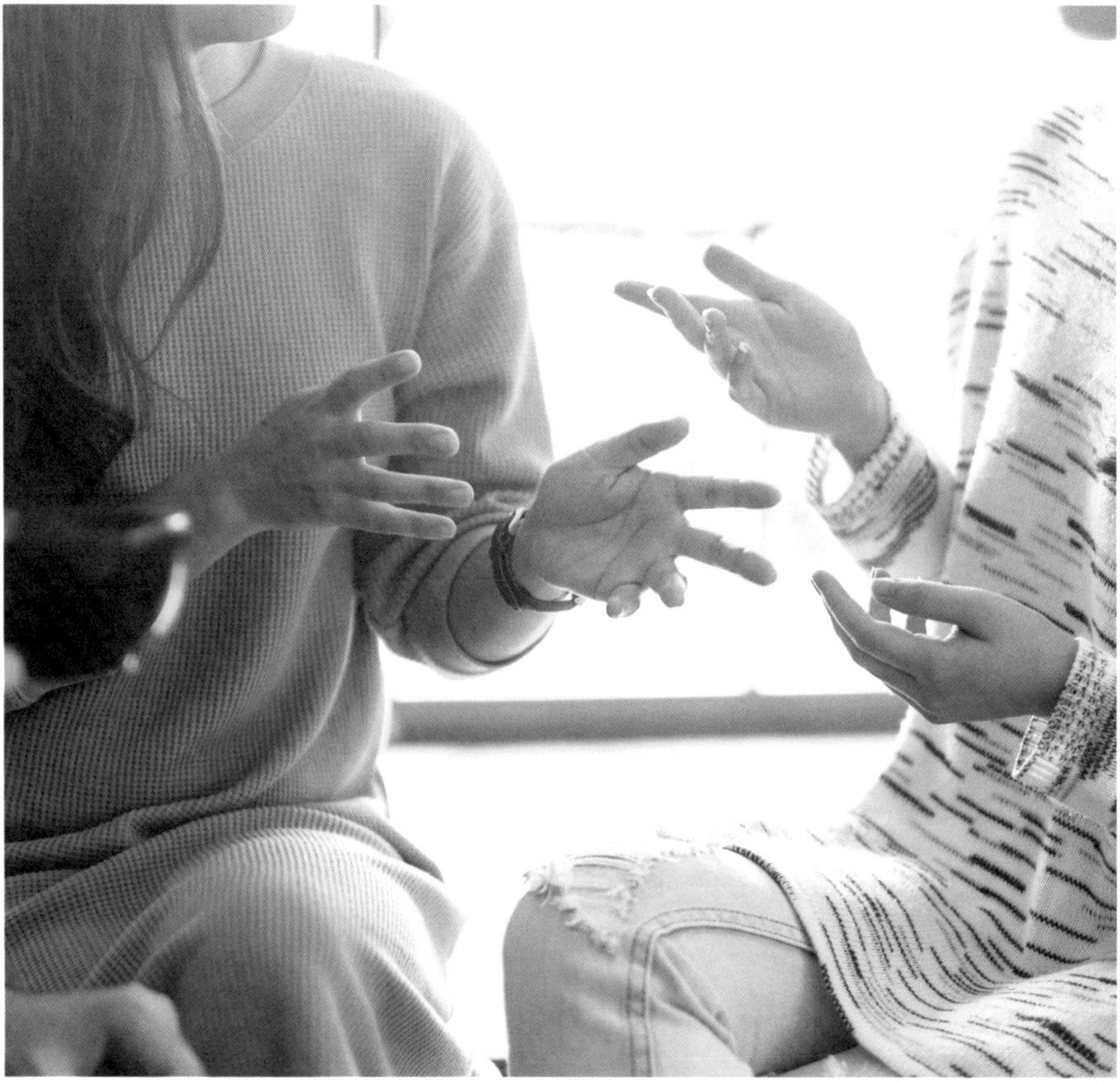

目標よりも タスクを立てる

前作『魔法のヨガ』にも書きましたが、私は長期目標を立てません。あまり先のことを考えると、今がおろそかになる気がするからです。目標を立てるとしても数日間単位で、目標ではなくタスクです。そのタスクを一つひとつ完了させていくと、それなりに道ができていくことを実感します。

「何カ月後、何年後には、こういう自分になっていたい」と理想を掲げるのは意味のあることですが、固執しすぎると苦しくなりませんか。

理想に向かう過程で成長するので、「これはあまり自分らしくないかも」「こっちよりあっちのほうがいいかも」という気づきや揺らぎがあるのは当然のこと。

それを柔軟に受け入れる余裕も必要だと思います。人生は、自分が思い描いた通りに進むわけではなく、思い通りにいかないからこそ、目標以上のものになれます。

タスクは、その日やその週にできることを、ちょっと頑張ればできそうな分量で設定します。ゴールをイメージしやすいから達成しやすく、結果的にプチ成功体験を積み重ねられます。これほど自信になって、自己肯定感が上がり、モチベーション維持につながることはありません。気づいたら理想に届いていた、ということも十分あり得ます。

もったいないのは大きな目標を掲げ過ぎて、なかなか達成できない自分を否定してしまうこと。まずは、今日達成したタスクに目を向けてあげてください。

1日1回夢中になる時間をもとう

私にとって、運動することは仕事でもあり、大好きなことでもあります。だから、サボりたいと思うことはありません。思うように運動できなかった妊娠中は、走りたくてウズウズ。出産して真っ先に思ったのは「よし、走れる！」でした（笑）。

もちろん、運動がキツイと感じるときも。最近キツイと感じたのは、自分で作った20分ほどのピラティスプログラム。これがなかなかキツくて……でも、だからこそ毎日チャレンジしました。運動後の達成感のためです。「達成感を得たい」というのが、私の何よりのモチベーションになっているのです。

誰でも自分の好きなことをすると、達成感を得られますよね。夢中になってできることほど、「よし！」「やったー！」という気持ちで満たされていて、とても満足した状態になります。その満足を積み重ねていくことが、「満足できる自分」に近づく確実な方法だと考えています。

1日、10分でも20分でも、自分の好きなことを夢中になって行う時間を持ってみてください。嫌なことがあったときのリフレッシュ法にもなって、気持ちの切り替えにもうってつけです。ポイントは、夢中になれる何かであること。ただボーッとするのが好きという人もいますが、夢中になっていないのでNG。ここで紹介するプログラムがみなさんにとっての「夢中」になれたら嬉しいですが、極論を言うと、歌う、ブログを書く、写真を撮る、などなんでもOK。必ず見つかるはずです。

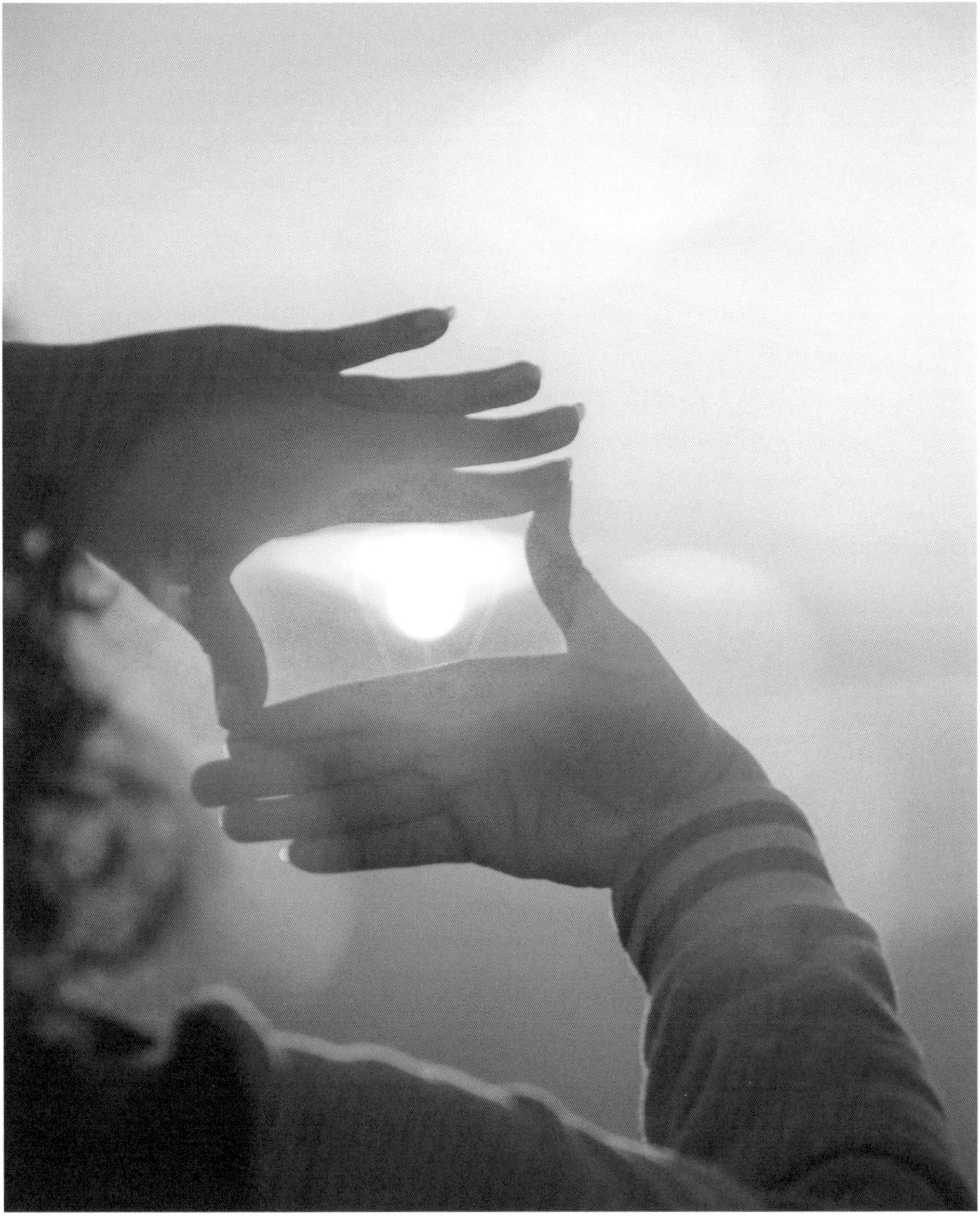

成功者6名にインタビュー

体型だけでなく、気持ちや生活習慣が大きく変化した
6名の皆さんにインタビューを行いました。
年齢、お仕事、ライフスタイルなどの境遇がばらばらな皆さん。
取り入れたくなるヒントがたくさん見つかるはずです。

① 雅美さん（45歳・主婦）

体重マックスで悩んでいたところ、YouTubeでMarikoさんを見て一目惚れ。自己流ダイエットと合わせて−20キロ。肥満、便秘、耳鳴り、頭痛、吐き気を伴う肩こり、1カ月以上続く微熱など、自律神経の不調によるあらゆる症状から解放されました。

② 裕子さん（43歳・CA・オーストラリア在住）

仕事がら、勤務時間が不規則で移動も多い。24時間世界中どこに居てもできて、その日の体調や気分に合わせて選べるのが魅力。始めたら体のラインが引き締まり、眠りの質が格段に上がり疲労回復が早くなりました。腸が正常に機能し始め、便秘気味で寝つきが悪くいつも疲れを感じていたのが、嘘のように改善しました。

③ あゆみさん（33歳・音楽家）

世界中でツアー、演奏を行う音楽家。自宅でも、旅先のホテルの一室でできるエクササイズとして始め、体重は−4.5キロ、首や腕まわりがすっきりして、お腹の上部にも縦線が！　運動をした日、していない日では気持ちの安定度も全くちがいます。Mariko先生の「寝起きの白湯」を心がけてから、悩んでいた便秘も解消されました。

④ **ユキ**さん（26歳・会社員）

体重は-10キロ。ウエスト-5センチ以上。脚の筋トレを重点的に行うと、ジーンズのサイズが36から34に。寝起きがよくなり、気持ちも前向きに。コンプレックスだった足首は、むくみがなくなりすっきりしました。

⑤ **もえ**さん（52歳・主婦）

体重-4キロ。ウエスト・ヒップは-4センチ。身軽に動けるようになった。以前より、やろうと思ったら早く動けるようになった。

⑥ **京子**さん（37歳・主婦）

産後ダイエットと、基礎体力の回復と運動習慣をつけるために始めました。体重-10キロ。体脂肪-10%、ウエスト-16センチ。鬱鬱としやすかったが、気持ちもスッキリとして、前向きになりやすくなった。基礎体力がつき、疲れにくくなった。柔軟性や筋力がら上がり、できなかったポーズができるように。

B-lifeのYouTube動画を行う タイミング、ペース、継続期間など。

① 3年ほど。毎日、朝、昼、晩。朝が一番効率的。動画3～4本を1セットとして、1日2～3セットほど。

② 2年ほど。ほぼ毎朝、平均で一度に2～3本。時間がある日や体調がいいと5本くらい。生理周期に合わせて休みます。

③ 2年半ほど。毎朝、8時～10時くらいの間の朝食前に、簡単な筋トレを20分～1時間。

④ 半年以上。週3～週5で6本ほど。帰宅後、22時から23時の間ですることが多いです。平日頑張って、週末はお休み。

⑤ 1年半ほど。ほぼ毎朝、7時～11時の間に。多い時で8～9本行います。

⑥ 1年ほど。毎朝9時から4～5本を行います。

挫折せずに、習慣として続けるコツは？

① 最初は、体重・体脂肪・筋肉量を測ってグラフにしたり、食べたものをメモしておくといいですよ。

② 無理せず体調に合わせて気楽に行うのがコツ。子供の頃から運動やダンスが好きで、運動は全く苦になりませんが、疲れていて休みたくなるときもあります。そんな日は水をたくさん飲んで睡眠をとり、回復した後にB-lifeのプログラムを行うと、体が更に強化され気分が良くなると実感しています。

③ 3分でも5分でも、運動が習慣になると、動かない日が気持ち悪く感じるように。細かい目標よりも、「写真撮影までに体を絞る」「このドレスをきれいに着たい」などを目標にしています。毎朝体重を測るので、暴飲暴食は減りました。SNSで大好きなモデルさんなどのページを見て、喝を入れています。食べたい時はスイーツや、ラーメンも食べ、ストイックになり過ぎず楽しみながら続けています。

④ 自分をこまめに褒め、決して無理して行わないようにしています。疲れている時や、時間がない日は睡眠や休憩を優先。体重はあえて測らず、筋肉がついたかどうかを運動後にチェックしています。基本的にはやりたい時にやるようにし、楽しく行うようにしています。

⑤ やらなきゃと思ってやるのでなく、「やりたい！」と思える事をやれば、気づけば習慣になっています。

⑥ リアルにこうなりたいという自分の姿や、生活風景なんかを想像し、目標にする。習慣にしたら、いい事を書き出したりして、自分を納得させる。

楽しめるようになったきっかけは？

① みるみる体重が落ちて、昔着ていた服が着れるようになったり、人に褒められると、頑張って良かったな〜って思います。

② 体の機能が正常に動き始め、疲労回復がスムーズにできるようになったことです。他人からの評価よりも、自分が気持ちよく日々を過ごし、楽しく仕事ができるようになり生活の質が上がったことが1番の収穫。

③ 見た目の変化が目に見えてわかるのは励みになりますし、嬉しいです。お腹の縦線や、腕まわりの筋肉の締まりを見ると、頑張ったなぁー私！とニヤニヤしてしまいます。着たい服や、ドレスを着こなせるようになるのはとても嬉しいですね！

④ 運動をすると気持ちがすっきりし、ストレス解消に。また、難易度の高い動きに挑戦し続けていると、だんだんできるようになってくるのが楽しいです。

⑤ デニムのサイズが２ダウンしたので、維持したかったから。

⑥ 毎日の積み重ねで、体のラインが綺麗になり、筋肉もつき、できなかった動きができるようになった時とその努力が数字で現れたとき。

さぼりたいときに気持ちを切り替えるコツは？

① ハードルを低くして、小さな『出来た』を増やすうちに、気持ちのエンジンがかかるようになります。頑張ってくれた自分の体に感謝する事が、何より大切。

② サボりたい時にはサボってもいいと思います。 一度でも継続することで、体が正常に機能し、軽くなったと感じる経験があると日常生活が楽しくなります。その感覚を覚えておくことが習慣化のコツだと思います。

③ 運動を続けている未来の自分の締まった身体、ポジティブな姿を思い浮かべてやる気を出しています。10秒でもなんでも、とにかくやってみること。少しでも頑張った自分をちゃんと褒め、自己肯定感を高めるようにしています！

④ 先延ばしにする自分が情けないと思うと気合いが入ります。楽しいと思えることから少しずつ始めればいいと思います。自分に厳しすぎてもダメなので、運動後はしっかり自分を褒めてあげるといいです。目標やルールを決めると義務感が生まれるので、無理せずやれる時にやるくらいの緩い感じでいくのがおすすめです。

⑤ 運動メニューのカレンダーを作って、実践日にはかわいいハンコを押しています。

⑥ サボりたいと今は思った事はない。 鬱を患っているので、体が動かない時はありますが、その日は午後からやります。

Chapter
3

7つのエクササイズ

7日連続やるもよし、気になる部位から始めるもよし。
達成感を楽しみましょう。

1週間で確実に変わる

エクササイズというと、1つのメニューを10回×3セットなど、反復するイメージが強いかと思います。でも、今回紹介する私のプログラムはちょっと違います。

主な特徴はこちら。

・日替わりで鍛える部位が変わる。
・それぞれ5～8種目で構成。
・1種目につき4～10回したら次の種目をする、フローで行う構成。

※DAY1のお腹とDAY3の二の腕・背中のプログラムに、20回以上行うものがありますが、それは体勢を維持したまま、手足を小刻みに動かす回数が20回ということです。体勢を20回変えるわけではないので短時間ですみます。また、プログラムによっては、途中でストレッチをして、中休みが入るものもあります。

通常のエクササイズのように、同じ部位に同じ動きで同じ刺激を与え続けるのは、ツラいし苦しいし、何よりつまらないですよね。体を動かすのが大好きな私でさえ、やっていると飽きちゃいます（笑）。運動習慣がない方や運動嫌いの方にとっては、なおさらでしょう。だから飽きずにできて、ちゃんと鍛えられるけど、少しでも楽しめる内容になるよう工夫しました。

具体的には、ピラティスをベースにバレエの要素をたっぷり入れました。ピラティスもバレエも自然とインナーマッスル（深層筋）を鍛えることができて、特にお腹

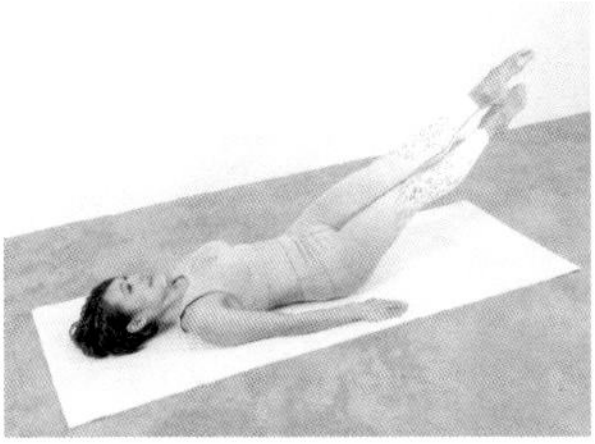
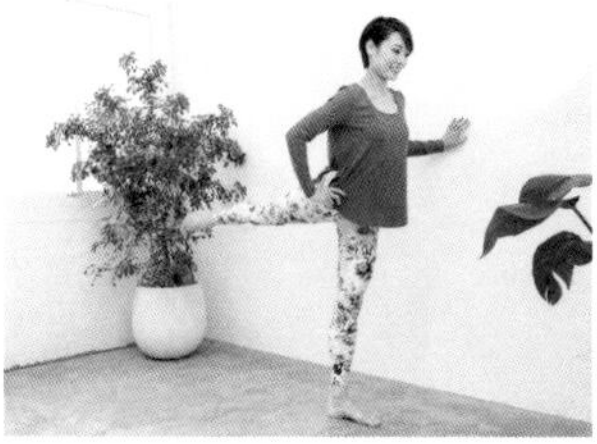

のインナーマッスルの腹横筋を鍛えることができます。腹横筋は「天然のコルセット」と言われ、鍛えることで、前かがみになると出がちな三段腹や、脇腹のたるみ、下腹のぽっこりを撃退できます。

回数について、一つ注意があります。どの種目も4～10回を基本にしていますが、これはあくまでも目安です。筋力には個人差があるので、表示回数より少ない回数から始める方がいて当然、逆もまた然り。今の自分が楽しんで続けられる範囲でやればＯＫです。

続けるうちに筋力や持久力がつくので、できる回数が増えていきます。筋肉は、いつもより強い刺激を与えないと発達しにくい、という性質があるので、より効果を上げるには、前回より1回だけ増やすなど、少しずつ増やしていってください。くれぐれも、無理して一気に増やさないように。フォームが崩れて効果がなくなってしまいます。あくまでも、正しいフォームで行える範囲に調整しましょう。

プログラムによっては、最後にキープするポーズがあります。キープする秒数は「もうダメ、限界！」というところまで粘ってみてください。ちなみに、私の限界は30秒ほど。もし30秒以上余裕でキープできるという人がいたら、追い込み不足の可能性が高いです。プログラム全体を通して、正しく行えているか、意識すべき筋肉を間違っていないかなど、見直してみてください。

DAY 1

お腹

たるみ、
ぽっこり知らずの
すっきり美腹筋へ

▲

動画はここから！

48～54ページ

【1日5分で美しく引き締まる】魔法の腹割りトレーニング！

#347／10分

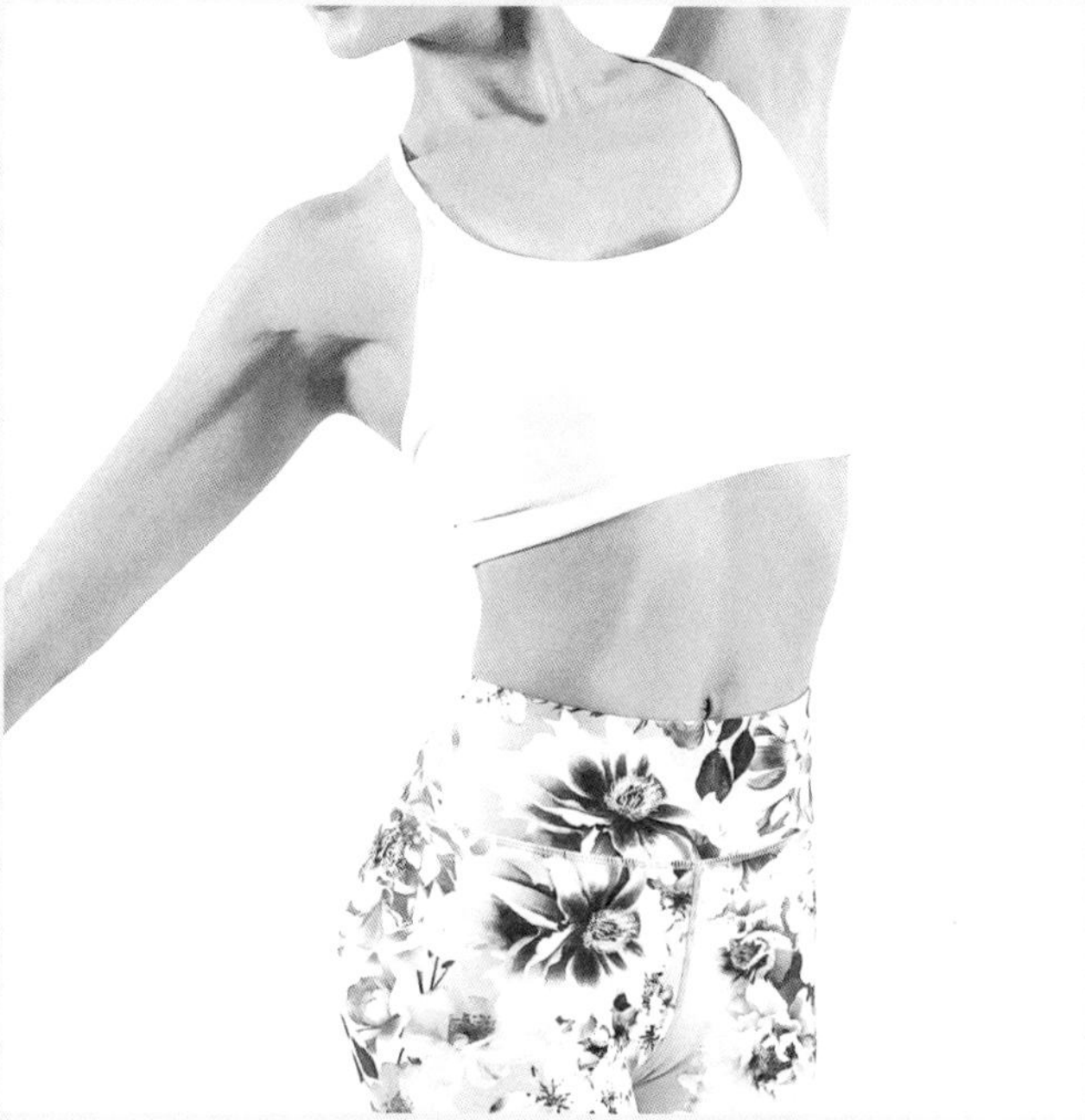

単に薄くて平たいお腹より、筋肉のラインが見える引き締まったお腹はセクシーで、憧れますよね。そのために鍛えたいのは、お腹の前面についている腹直筋です。お腹の筋肉の中でもっとも見栄えを左右し、鍛え上げると〝シックスパック〟を形作る筋肉です。

腹直筋は縦長で面積が大きいので、上部と下部に分けてトレーニングします。上部は、あおむけの状態から上半身を起こす動きで、下部は脚を上げ下げする動きで鍛えられます。

下部に当たる下腹は、加齢とともにたるみやすく、鍛えにくい部位の一つです。だから、下部を鍛えるメニューを多めにしました。インナーマッスルの腹横筋にもバッチリ効きます。

1. トゥータッチ

ぽっこり下腹がたちまち解消

start

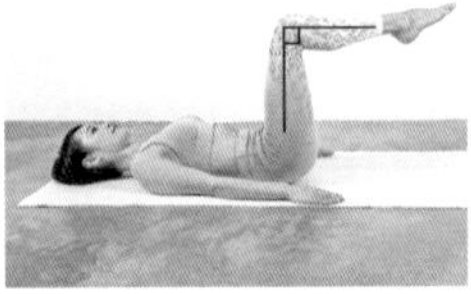

1 あお向けに寝て、股関節の真上にひざを上げる。両手は体側に置き、手のひらを下にする。

2 息を吸いながら、直角に曲げた右脚をゆっくり下ろしてつま先で床をタッチし、吐きながら元に戻す。

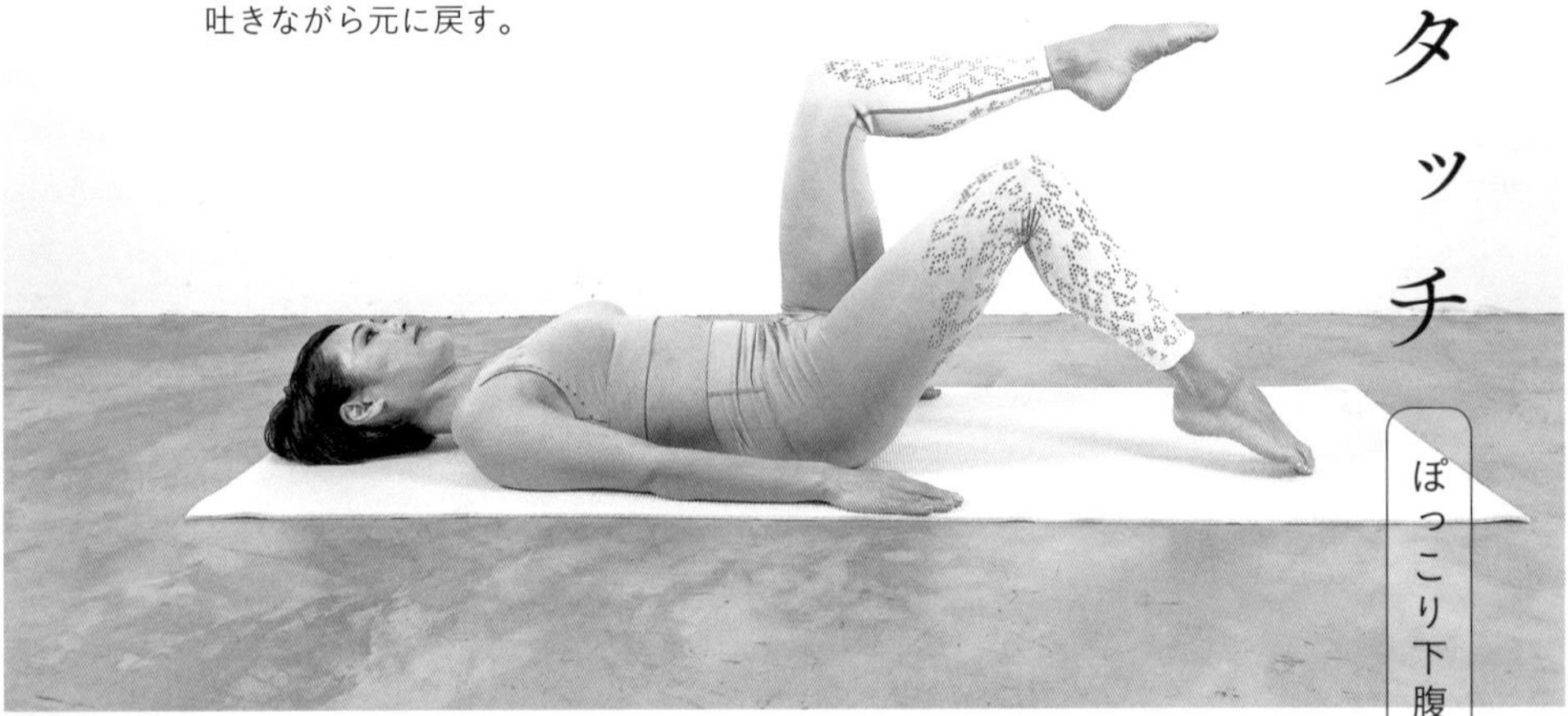

3 2と同様に、息を吸いながら左脚を下ろしてつま先で床をタッチし、吐きながら元に戻す。この左右の動きを4回ずつ繰り返す。

4回

下ろすときも、脚の角度は直角に保ったままで

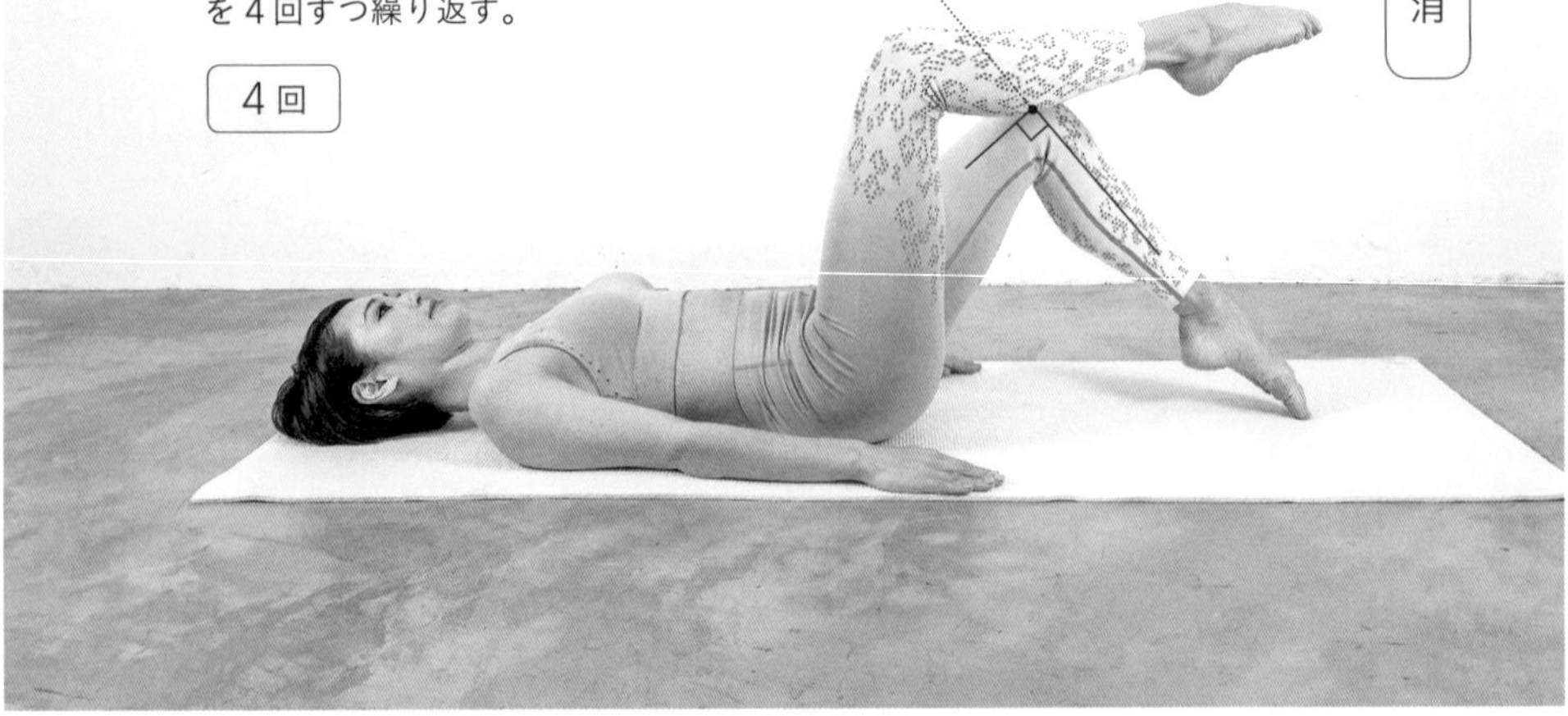

2. デッドバグ

体幹力がついて疲れにくい体に

start

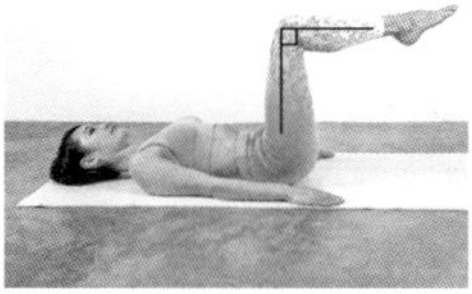

1 前ページで交互に下ろしていた脚を再び直角に上げる。

2 息を吸いながら、左手を半円を描きながら頭上に伸ばし、右脚はひざを伸ばしながら床すれすれのところで止める。息を吐きながら元の姿勢に戻る。

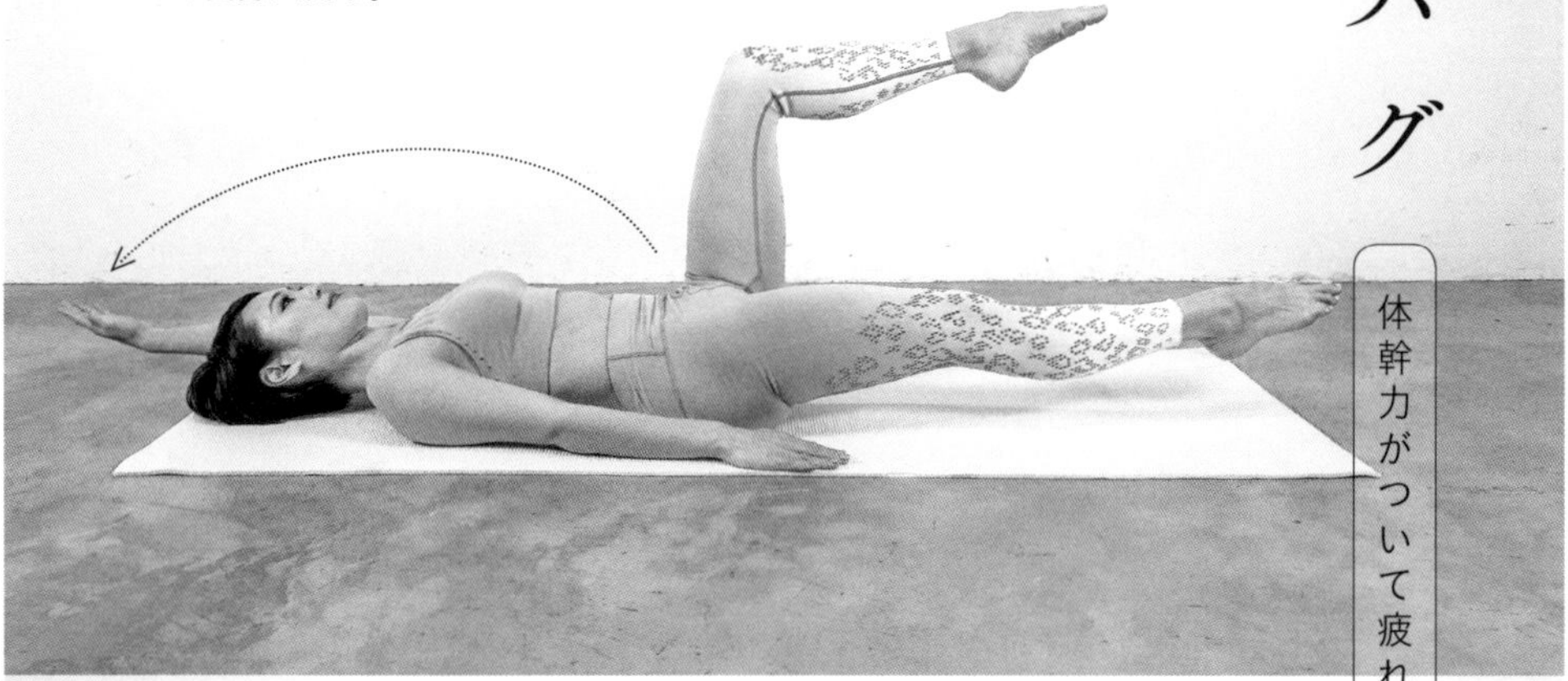

3 2と同様に、右手を半円を描きながら頭上に伸ばし、左脚はひざを伸ばしながら床すれすれのところで止める。この左右の動きを4回ずつ繰り返す。

4回

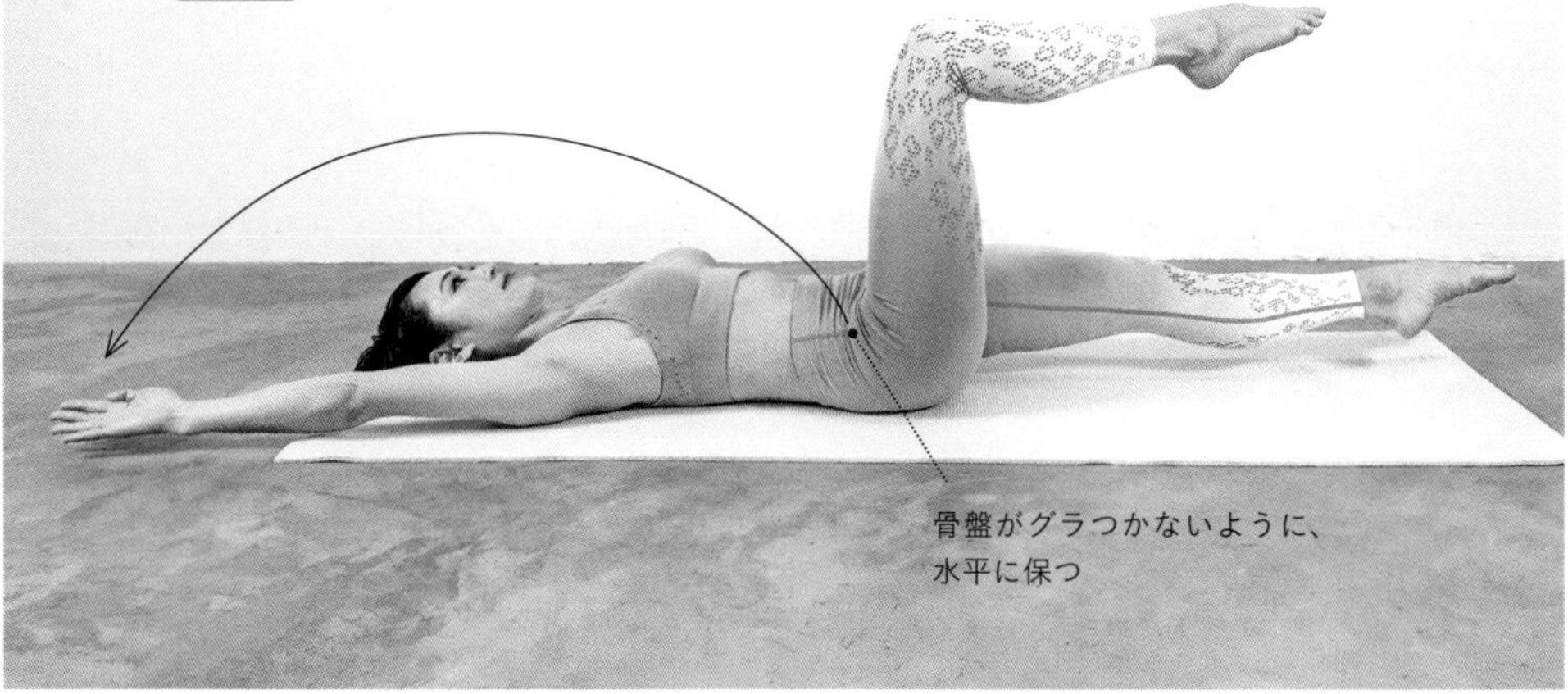

3. チェストリフト＆レッグストレッチ

お腹のチカラでバランスを取ろう

1　前ページで交互に上げていた両手を頭上に伸ばし、脚は直角に上げて揃える。

2　息を吐きながら、両手を半円状に動かして頭と胸を持ち上げる。吸いながら元の姿勢に戻る。これを４回繰り返す。

４回

start

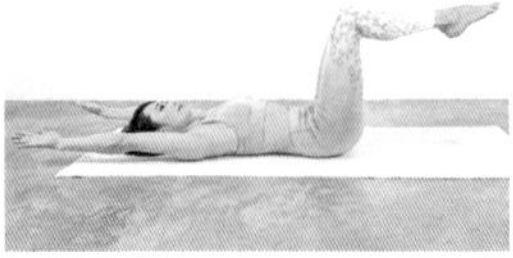

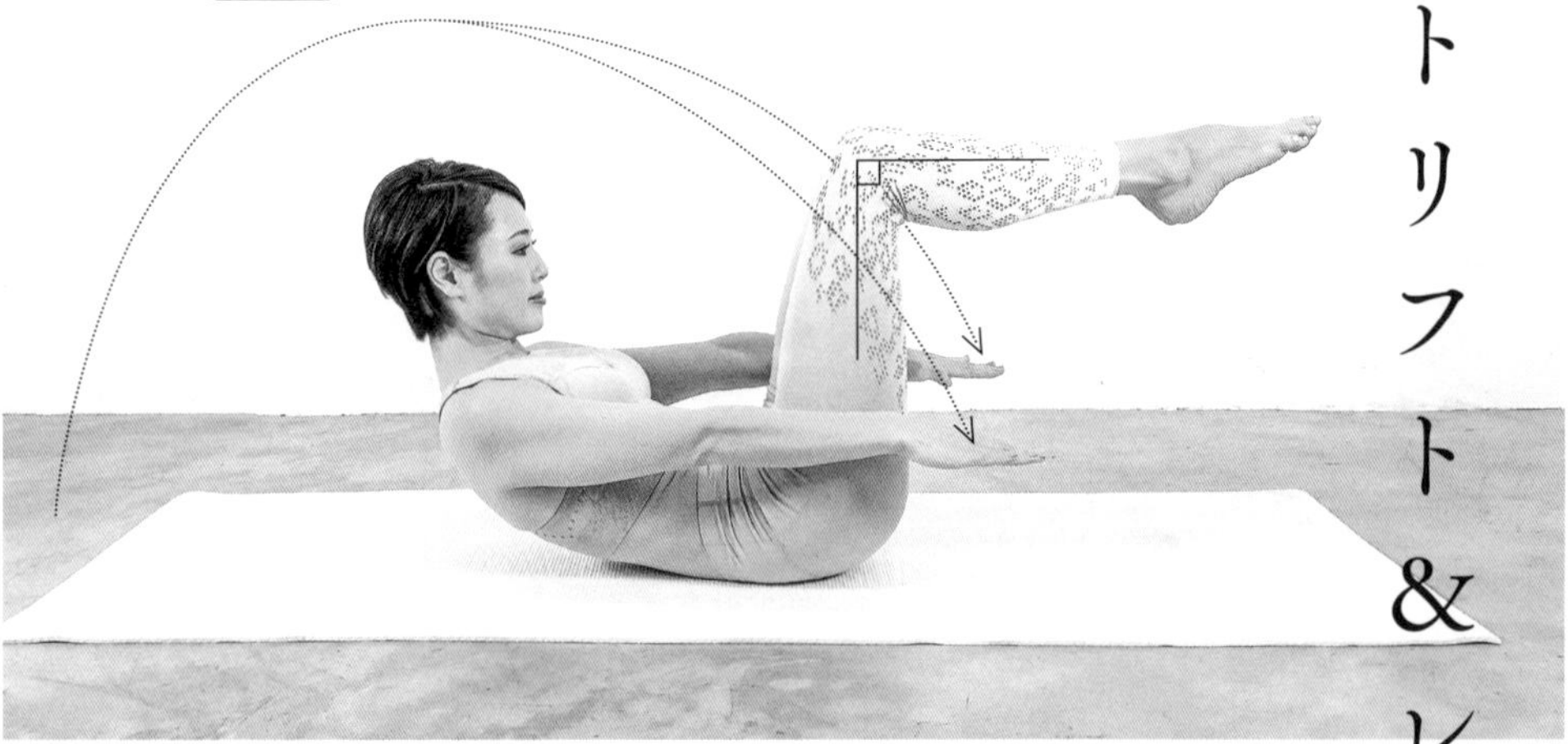

3　息を吐きながら、2の姿勢から両脚を斜め上に伸ばす。吸いながら1の体勢に戻る。これを４回繰り返す。

４回

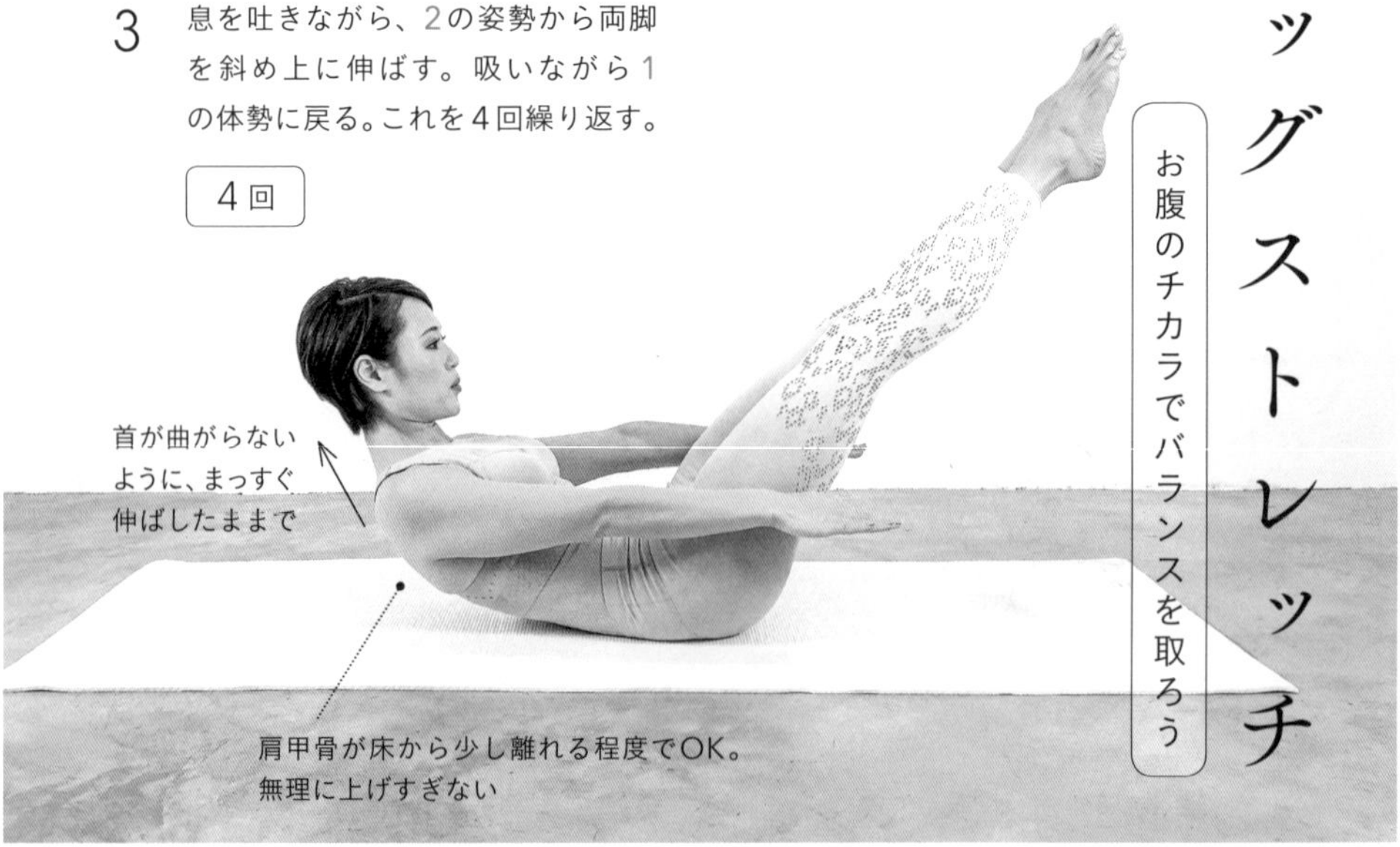

4. ハンドレッド

目標回数を少しずつ上げて

start

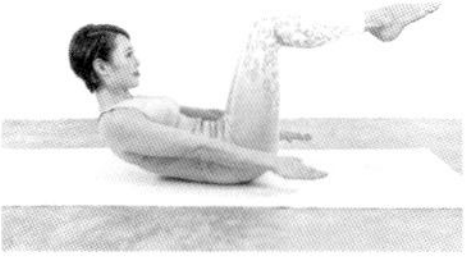

1　前ページの2の体勢に戻り、両手を上下に小刻みに動かす。呼吸は5回腕を動かしながら長く吐き、吸うときも同様に行う。これを1セット以上行う。

1セット以上

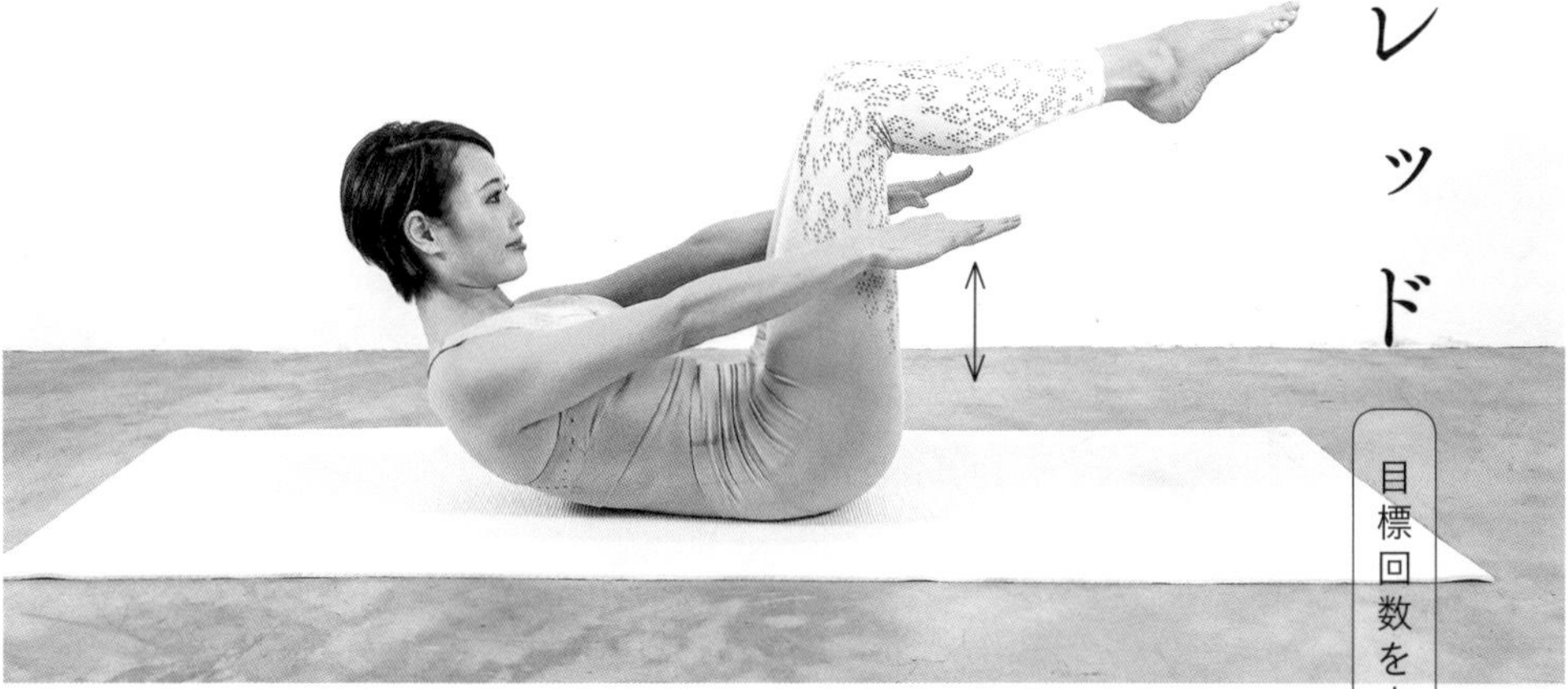

2　余裕がある人は、両脚を斜め上に伸ばした状態で同様に行おう。負荷を上げたい場合は、脚をより下げて。

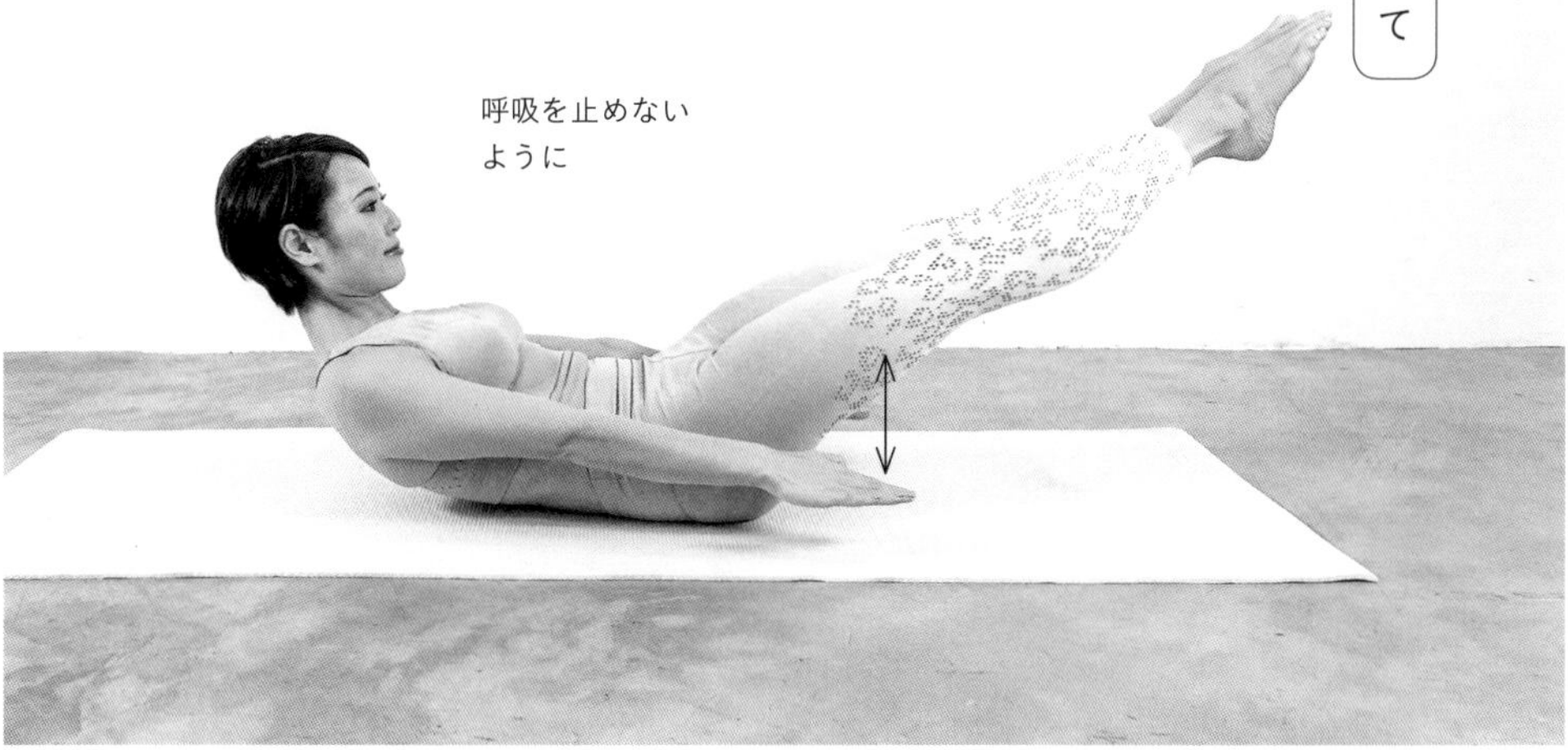

5. ストレートレッグチェンジ

下腹のたるみがすっきり

まずは
stretch

上半身を床につけてお腹の力を抜き、脚を交互に手前に引き寄せて脚の裏側全体を伸ばす。

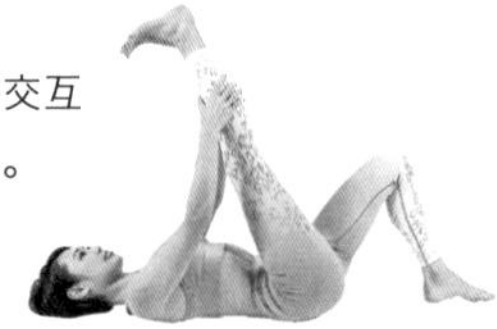

1 上のストレッチの姿勢から、右脚を天井のほうにまっすぐ伸ばし、左脚は斜め下30度くらいに床から浮かせる。つま先は左右ともまっすぐ伸ばす。

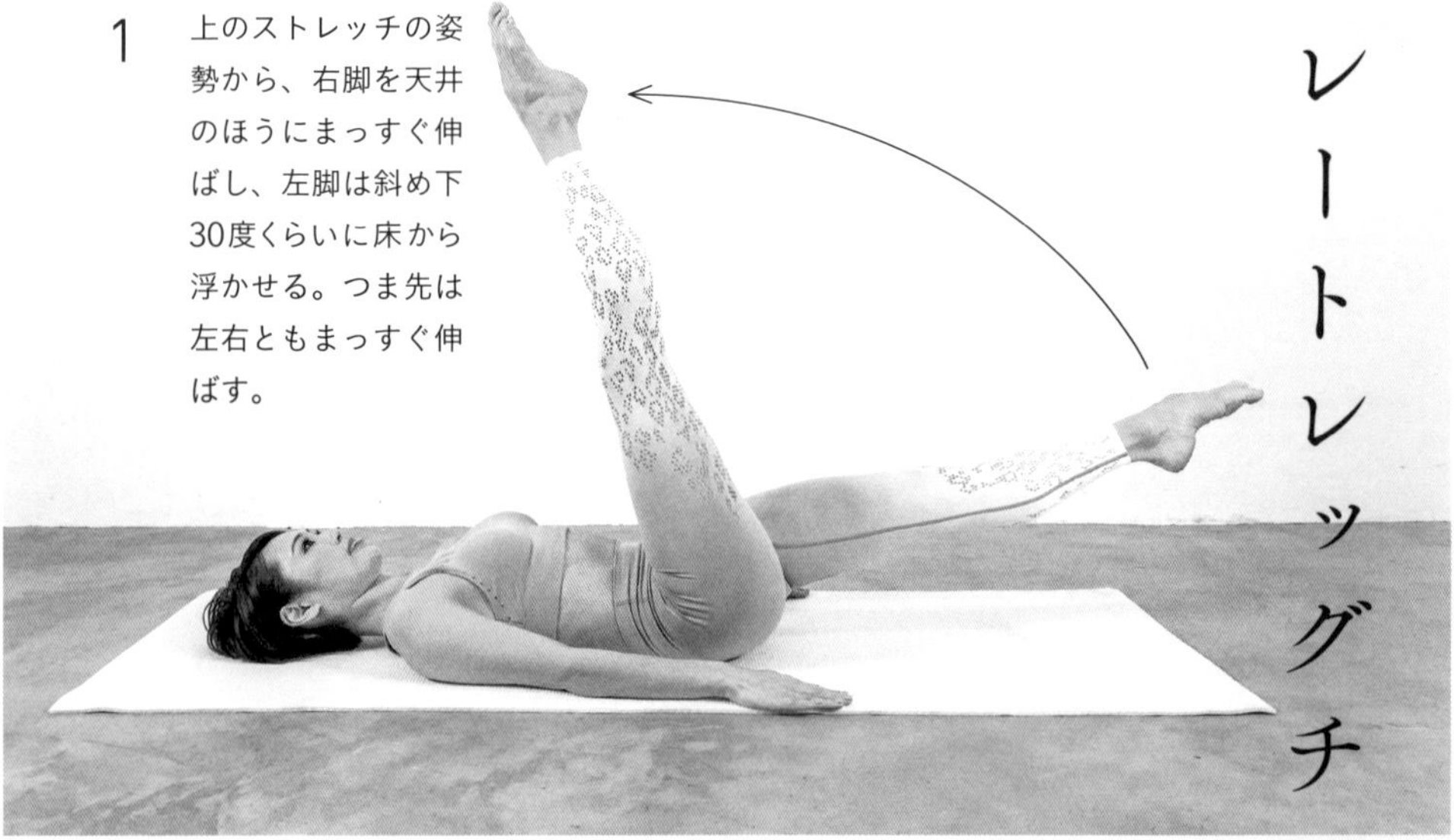

2 息を吐きながら、右脚を下ろして左脚に揃える。吸いながら左脚を直角に上げ､吐きながら下ろす。これを10回繰り返す。

10回

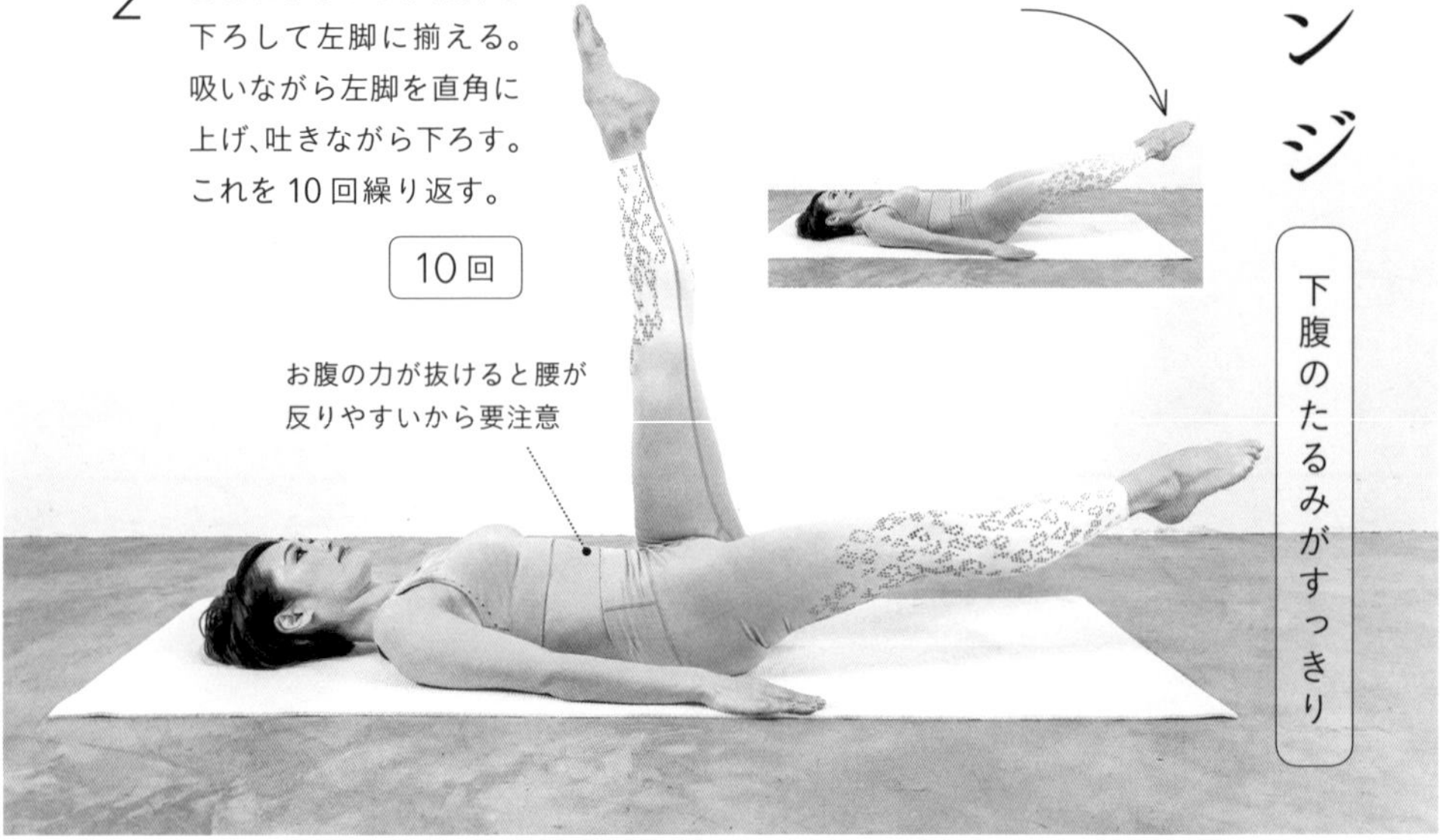

6. シザーズ

「もう限界…」からのもうひと踏ん張りが効く

start

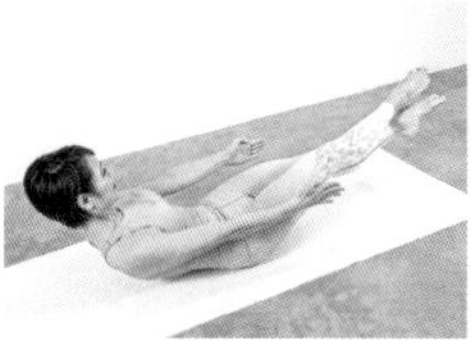

1　前ページで交互に下げていた両脚を、斜め下30度くらいにまっすぐ伸ばして右脚を上にする。頭と胸を持ち上げて、両手を前に水平に伸ばす。

2　上体を保ったまま、脚を開く。

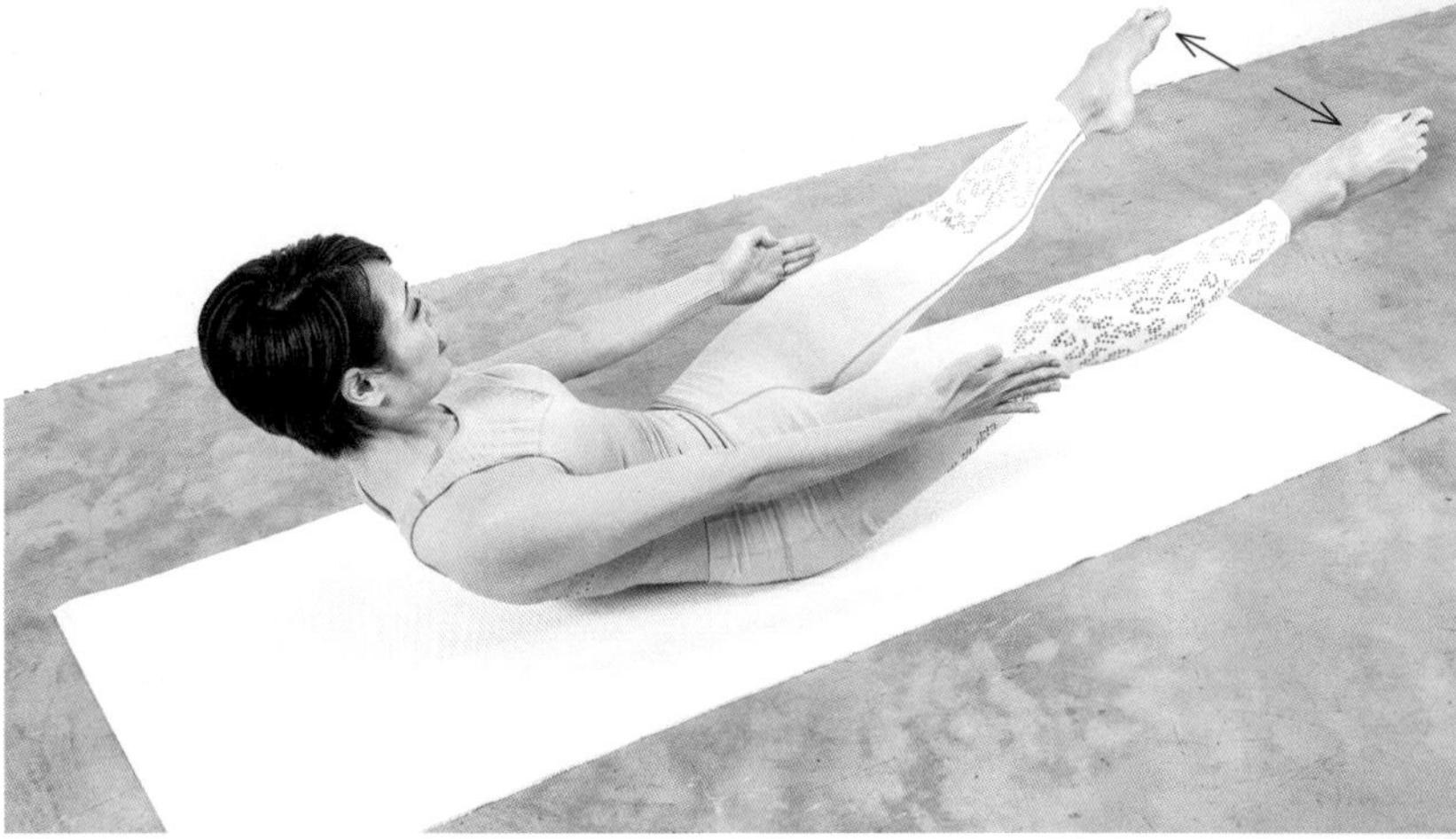

3　脚を交差して開く。
交互に20回繰り返す。

20回

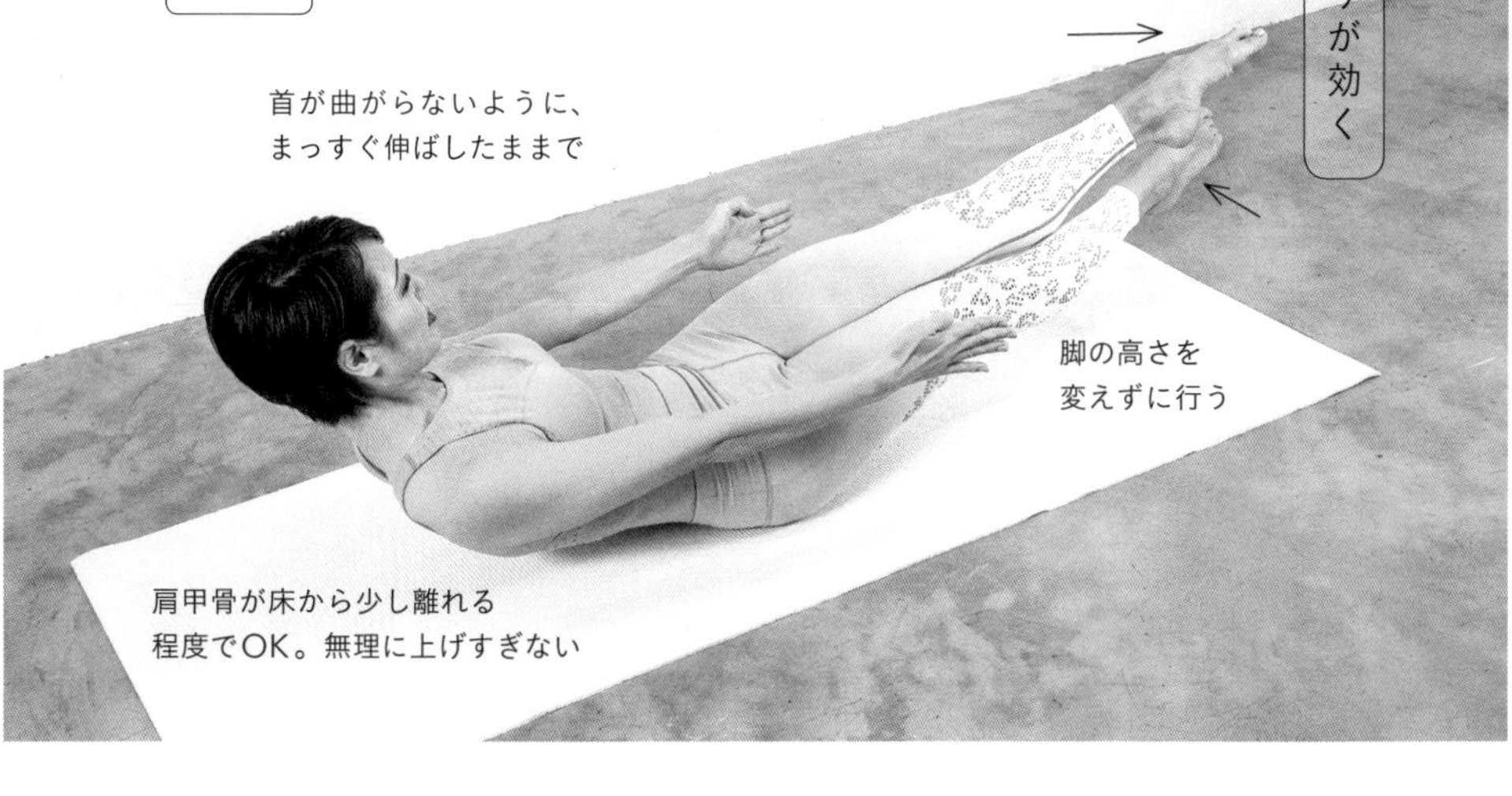

7. ニードル

最後の追い込み

1　前ページで起こしていた上半身を床につけ、両手を頭上に伸ばす。

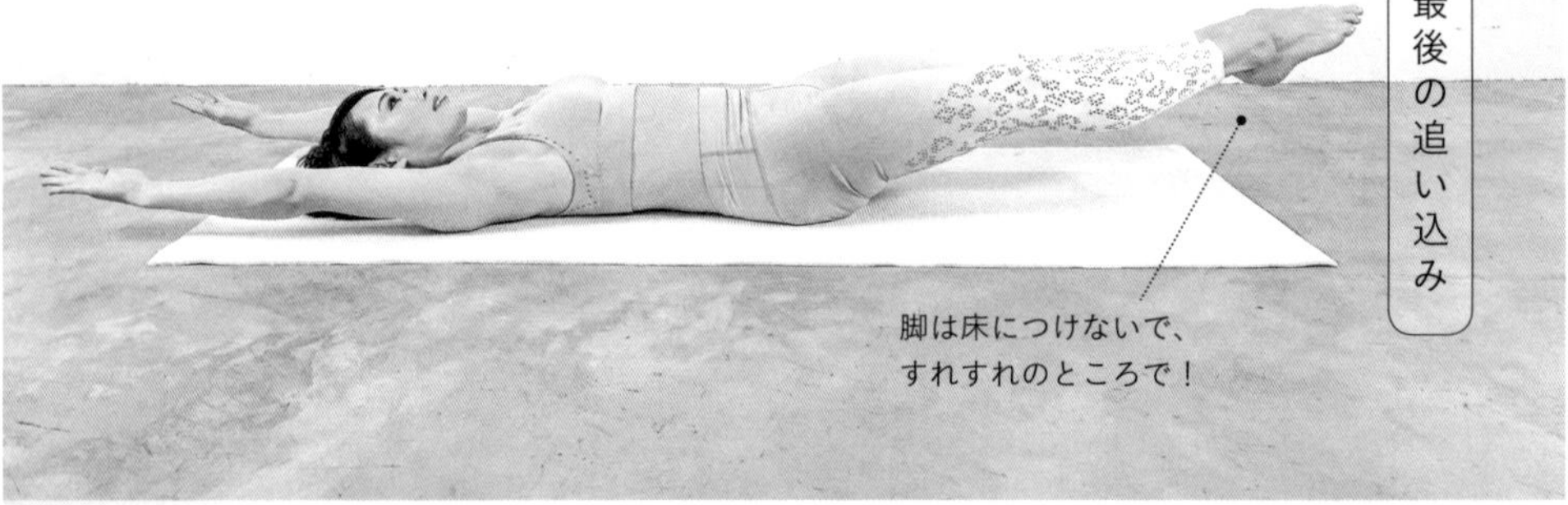

2　息を吐きながら、手と足を近づけて頭と肩、お尻を同時に持ち上げる。吸いながら元の姿勢に戻る。これを８回繰り返したら、最後は手足を近づけた状態で、もうダメ！というところまでキープする。

8回

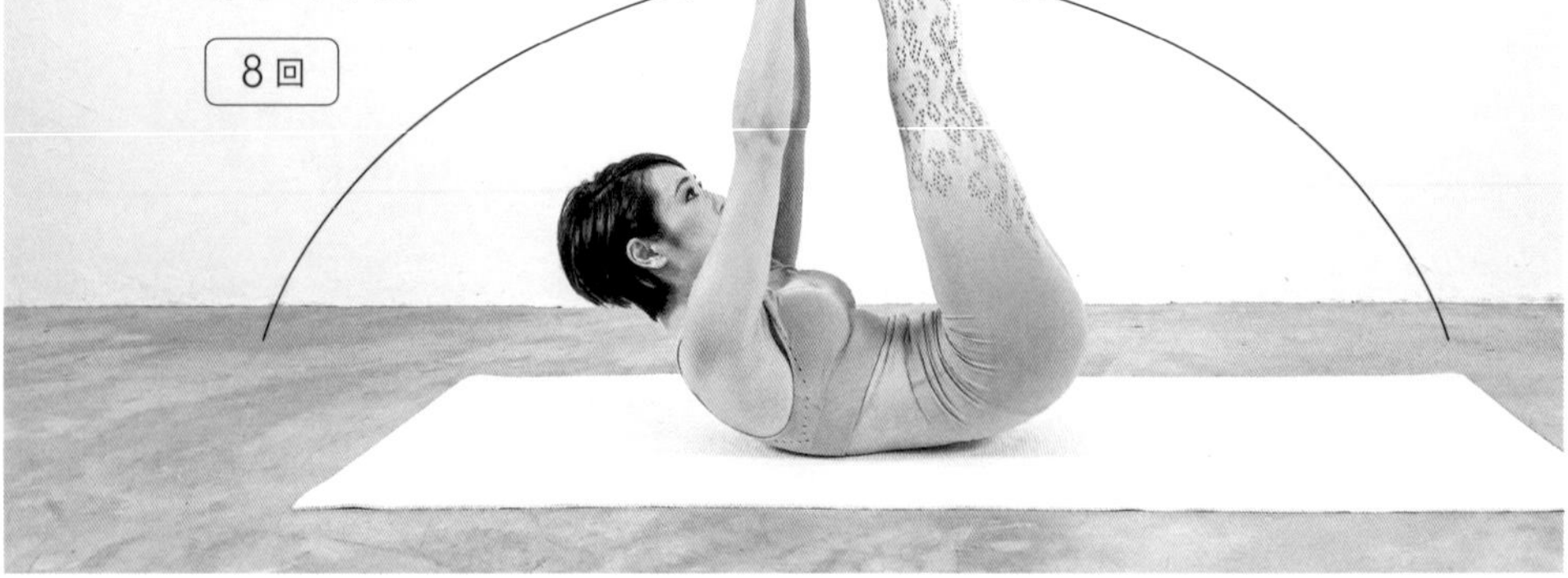

ヨガとピラティスのちがい

ヨガとピラティスは、どちらもダイエットや運動不足解消に行われることが多く、一見同じようなポーズも多いため、その違いがあいまいな方もいらっしゃるかもしれません。

ヨガが自分を内観することに大きな目的をおいている一方で、ピラティスは、内側の筋肉を鍛えることで、丈夫な体づくりを行うことを目的としています。

ピラティスはもともと、戦争で負傷した兵士のリハビリのために生まれた運動で、激しい動きは少なく、筋力・体力不足や骨格のゆがみを解消してくれます。

「体と心を健康な状態に導く」もので、この点はヨガも同じですが、ピラティスは運動をすることで前向きな心になる、という考えがもとになっています。

呼吸について

腹式呼吸のヨガに対し、ピラティスは胸式呼吸で行います。

ヨガのゆったりとした腹式呼吸では、心と体の緊張がゆるみ、副交感神経が優位になってリラックスした状態になります。

一方のピラティスでは、胸式呼吸でエクササイズをすることで交感神経が優位になって、脳と体が活発な状態になり、行動的で前向きな気持ちへの変化が期待できます。

ヨガを習慣にしている方は、最初は胸式呼吸が難しいと感じるかもしれません。

詳しい呼吸法は、以下の動画をご参照ください。

▼

「お腹がみるみる引き締まる!
ピラティス呼吸法」
#308 / 6分

Check!

エクササイズを行う前と続けた後では、
必ず体に変化があります。ウエストのくびれは？
下腹のたるみはどうなりましたか？
変化と向き合うことで、
モチベーションも維持しやすくなります。
下にBeforeとAfterのサイズを、左のページに
各回の感想や変化を書き込んでみましょう。

Before 月 日 下腹 cm

After 月 日 下腹 cm

目標 cm

week
1

week
2

week
3

week
4

お腹に効くオススメ動画

初心者向けから上級者まで、即効性バツグンの動画が満載！
QRコードからYouTubeの動画にとべます。＃の動画番号で検索もできます。

初級

【毎日5分】
腹筋を割る
ピラティストレーニング☆
初心者向け

＃300／6分

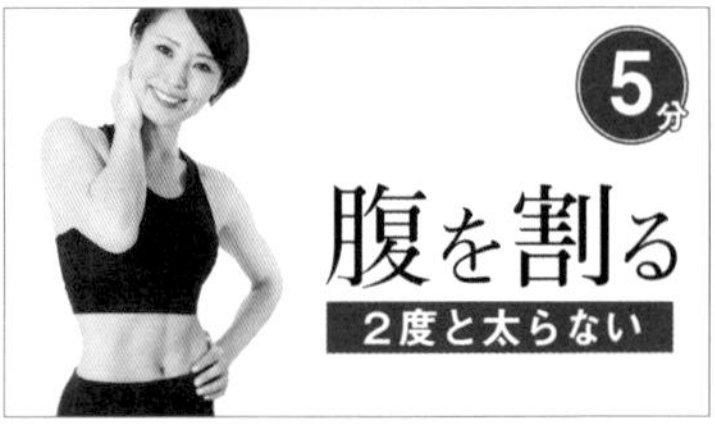

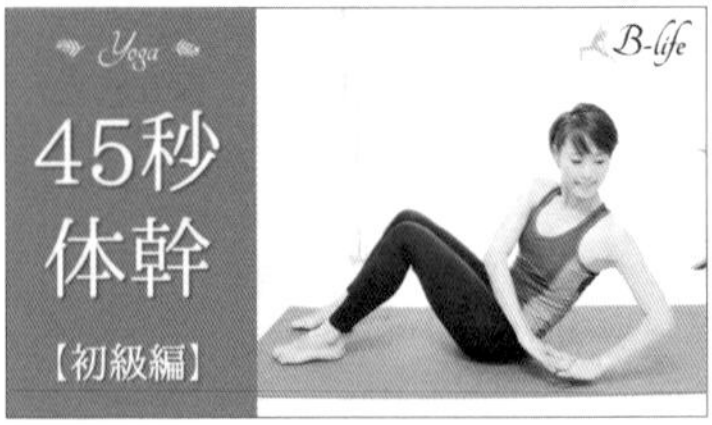

短時間でお腹やせ☆
45秒体幹トレーニング
【初級編】

＃168／6分

座ったままできる！
簡単お腹やせエクササイズ☆

＃319／6分

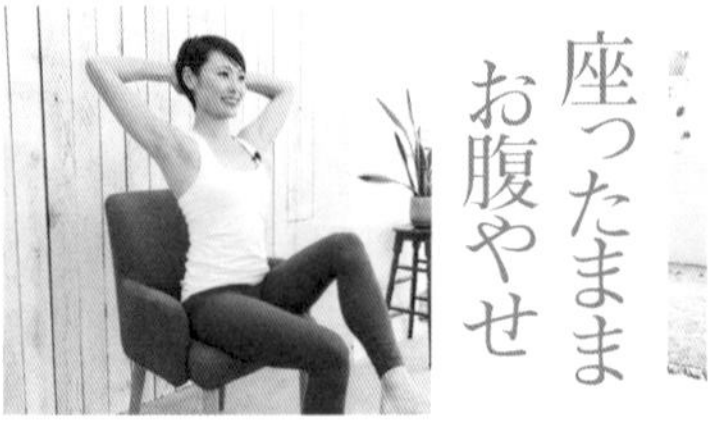

中級

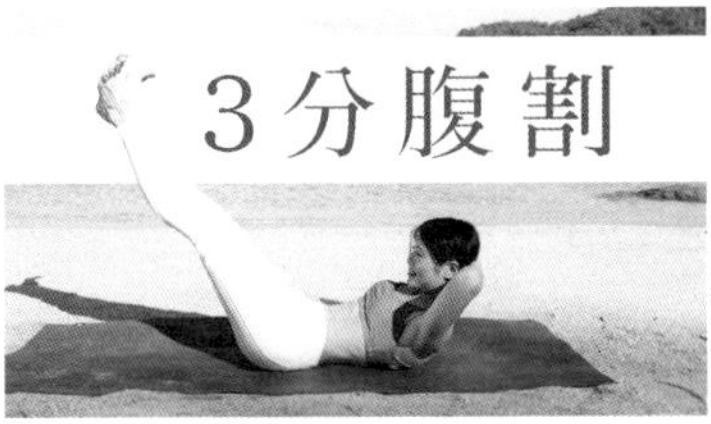

最短1か月☆
1日たった3分で
憧れの「腹割」をつくる!

#256／4分

【1日8分】
下腹をへこますトレーニング
憧れの
ぺたんこ腹になる!

#305／9分

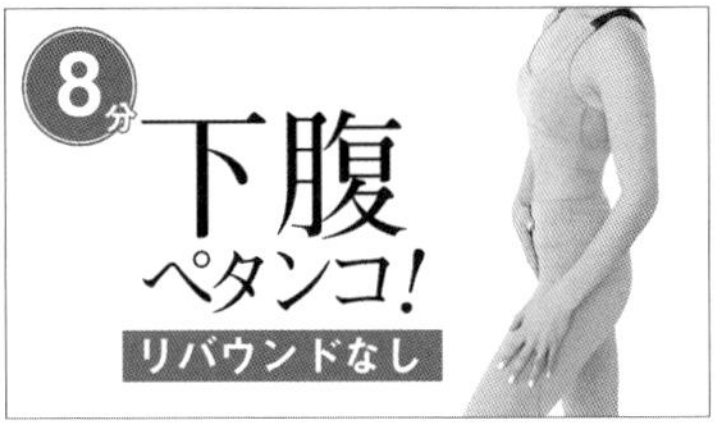

上級

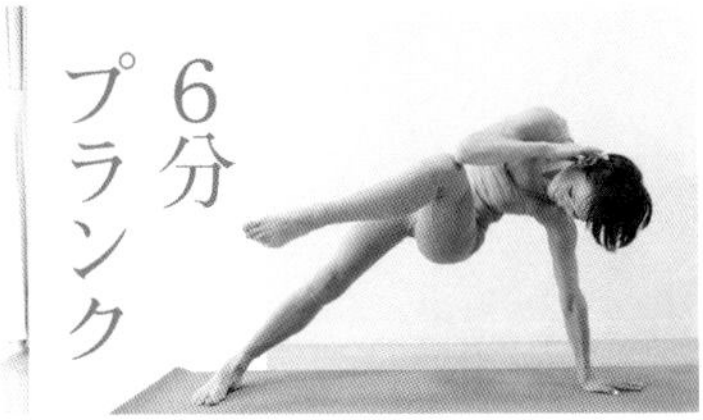

6分プランク!
最強インナーマッスルを
手に入れる☆
【中上級者向け】

#220／8分

即効お腹やせ!
30秒体幹トレーニングで
脂肪燃焼MAX
【上級編】

#101／12分

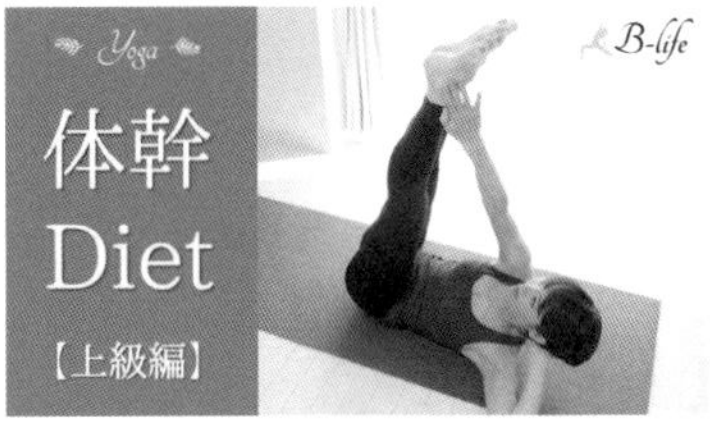

DAY 2

脚

むくみ・O脚知らずのすらっとした美脚へ

▲
▲

動画はここから!

62〜67ページ
【1日5分で美しく引き締まる】魔法の美脚トレーニング!
#348/11分

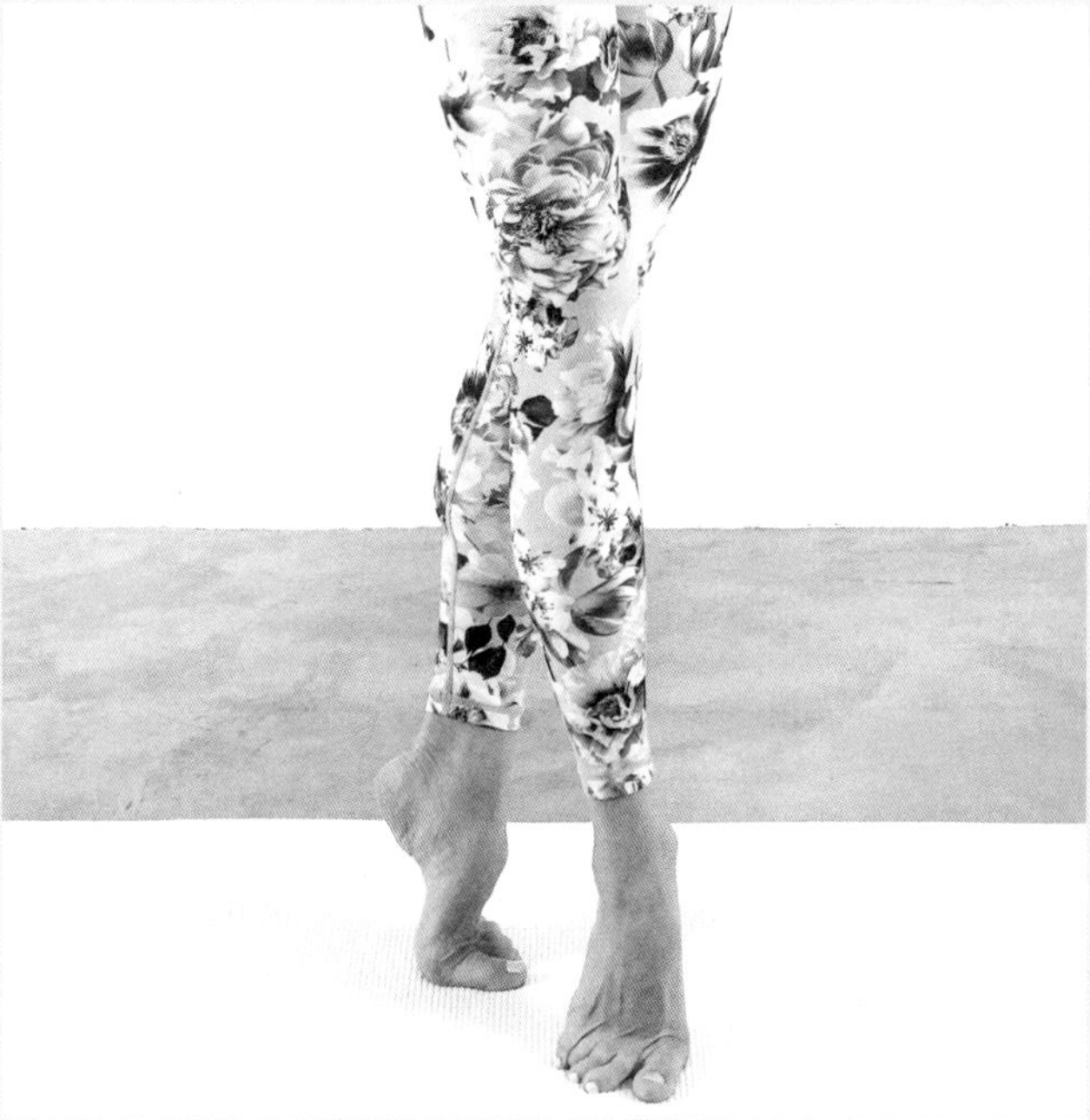

女性なら、誰もがなりたいスラリとした引き締まった脚。特に、内ももに隙間がある脚は憧れの的でしょう。そのために鍛えたいのは、内ももについている内転筋です。内転筋は、脚を閉じるときに使う筋肉ですが、日常的な動作にあまりないため、鍛えにくい部位です。意識して鍛えることで、O脚やX脚などの脚のゆがみも整いやすくなります。

もう一つ、脚で鍛えにくいのがもも裏についているハムストリングスです。デスクワークなどで座りっぱなしの時間が長い人ほど、筋力が落ちやすいと言われます。

ここを鍛えると脚全体が引き締まるのはもちろん、セルライトによる皮膚の凹凸も解消しやすいでしょう。また、大きい筋肉のため基礎代謝が上がるのもメリットです。

1. スクワット

気持ちも前向きになって、内ももにすき間が！

1　足を肩幅ぐらいに開いて立つ。つま先はまっすぐ前に向ける。

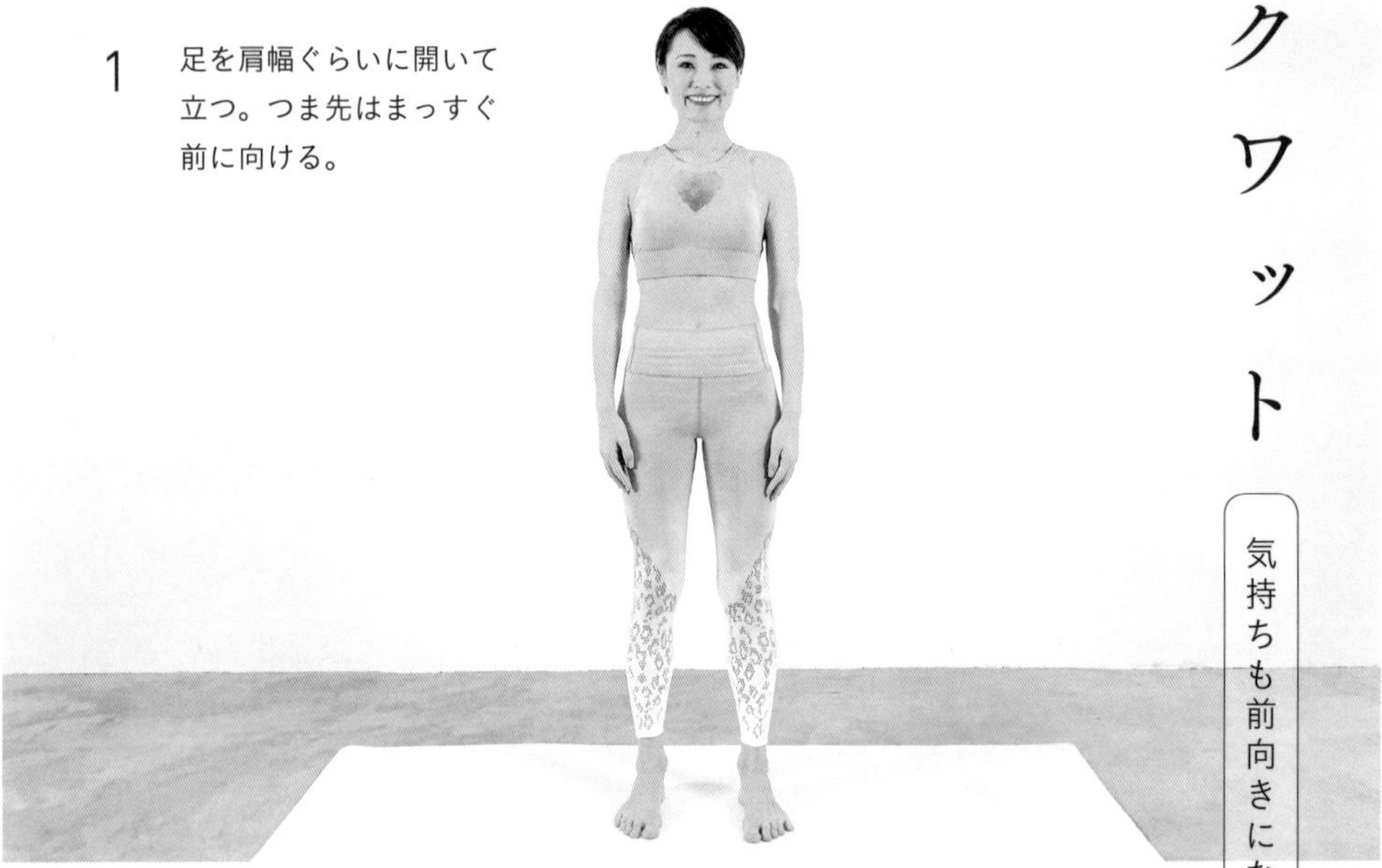

2　息を吸いながら、お尻を後ろに下げてひざを曲げ、吐きながら上げて元の姿勢に戻る。これを10回繰り返す。

10回

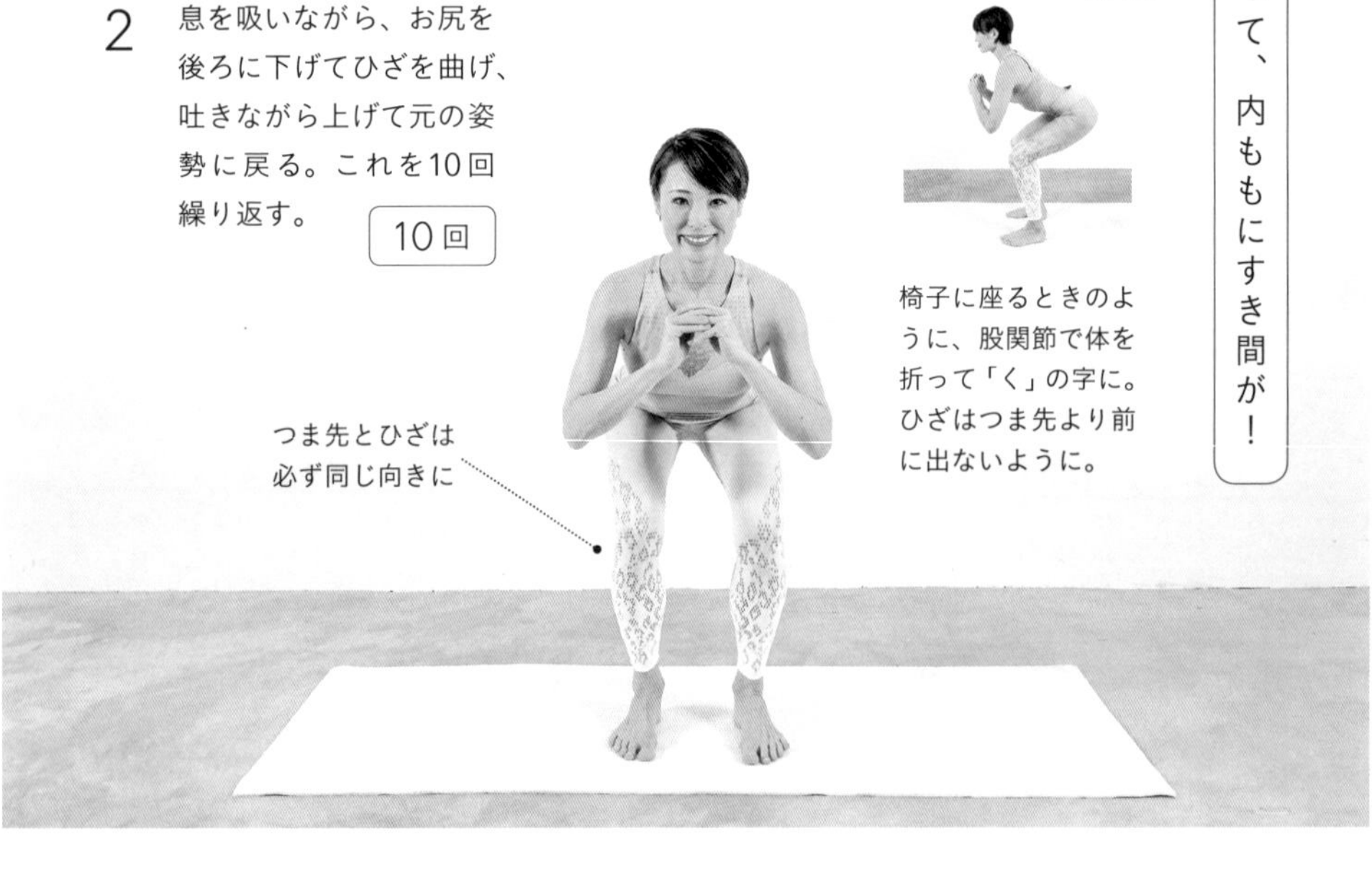

つま先とひざは必ず同じ向きに

side

椅子に座るときのように、股関節で体を折って「く」の字に。ひざはつま先より前に出ないように。

2. スクワット&サイドリフト

もも裏と外側が同時に引き締まる

start

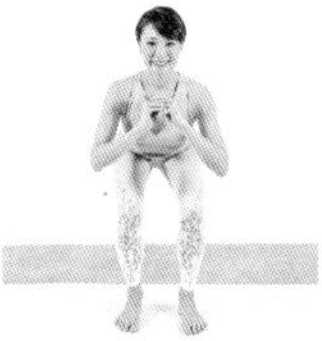

1

前ページの2と同様に、お尻を後ろに下げてスクワットした姿勢になる。

2

息を吐きながらひざを伸ばし、左脚を真横に上げて、両手も真横に伸ばす。足を下ろして、スクワットする。

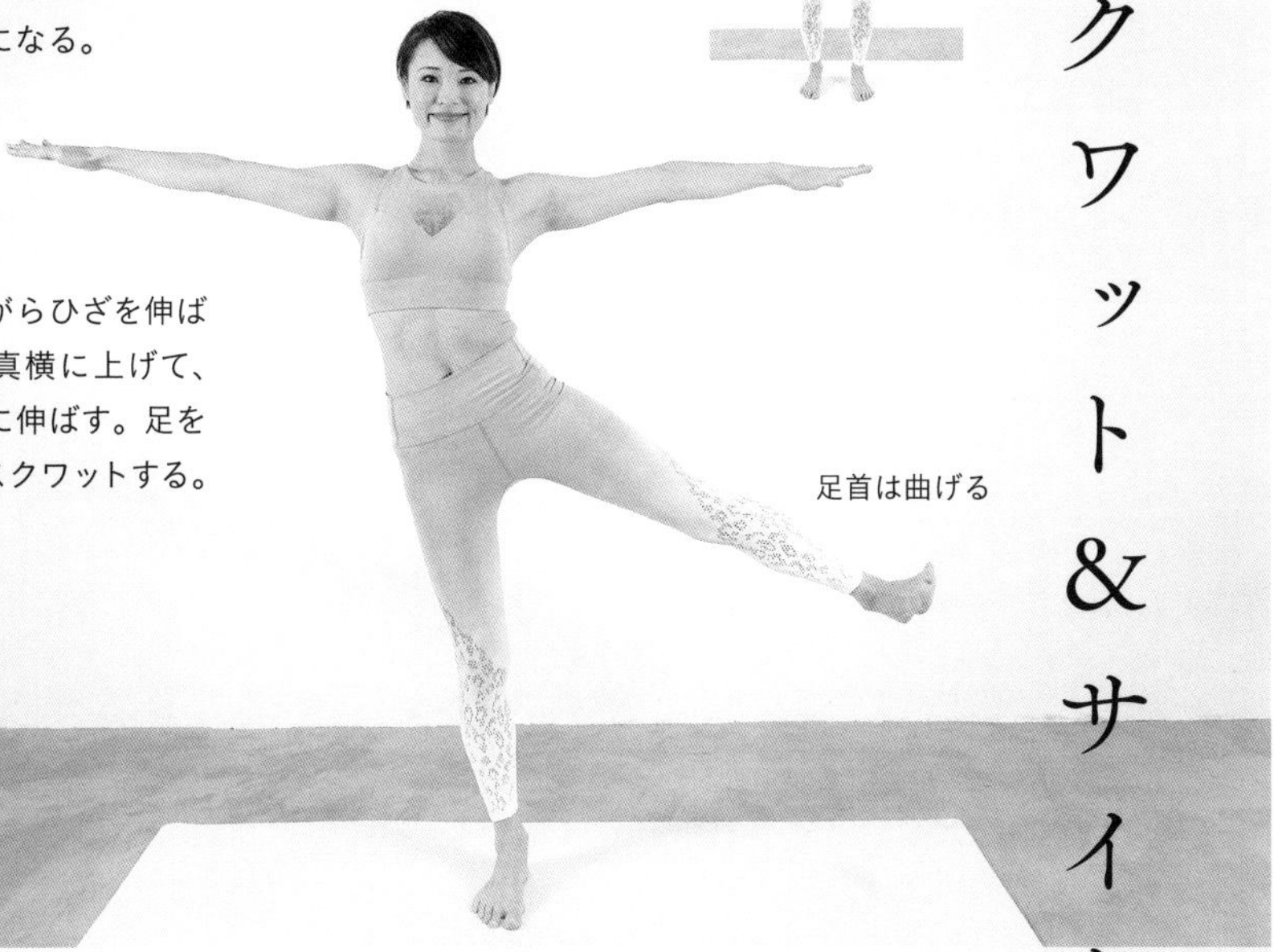

3

吐きながらひざを伸ばし、右脚を真横に上げて、両手も真横に伸ばす。下ろして、スクワット。これを10回繰り返す。

10回

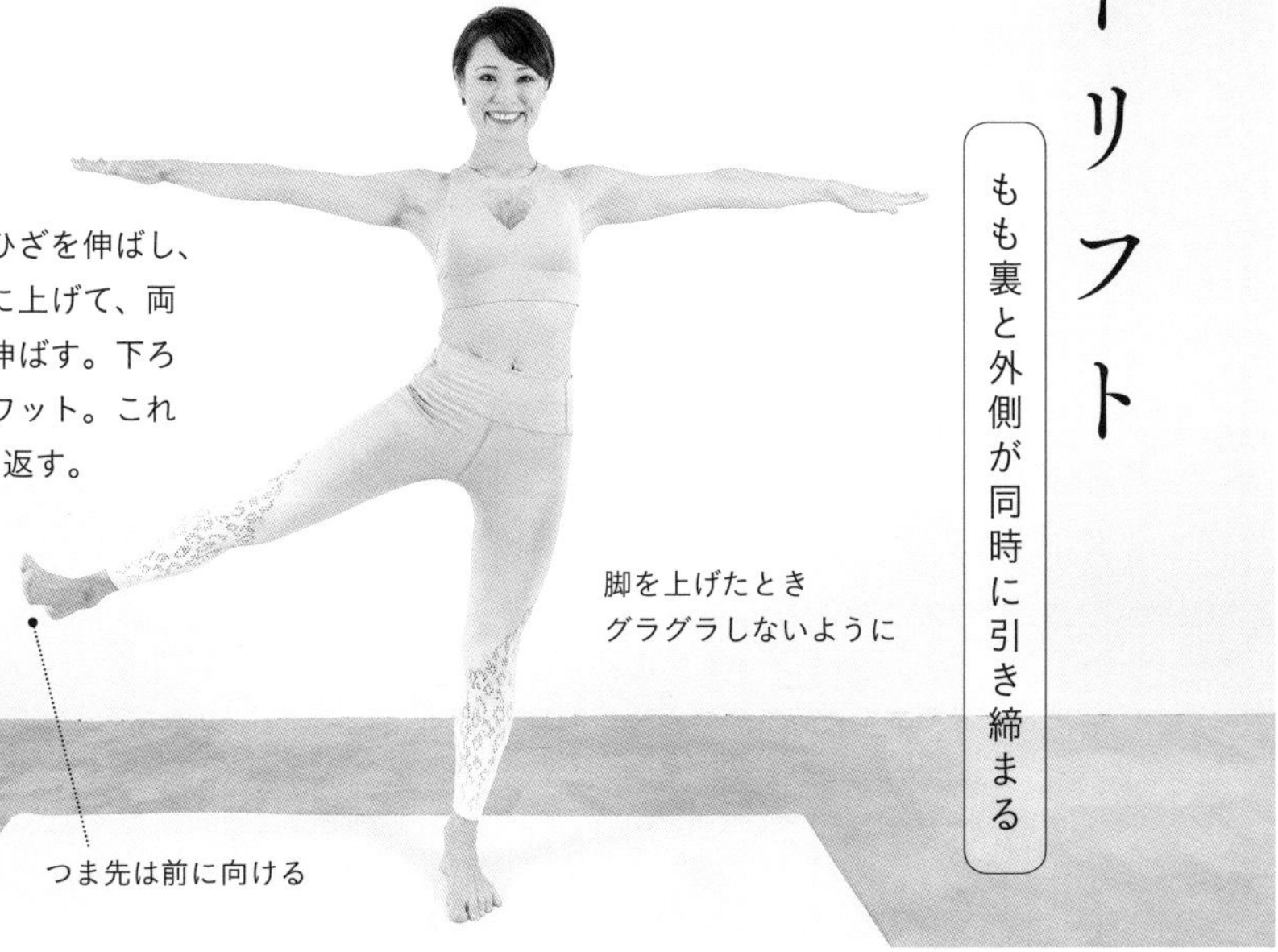

3. ワイドスクワット＆ヒールアップ

ほっそりしたふくらはぎと足首に！

start

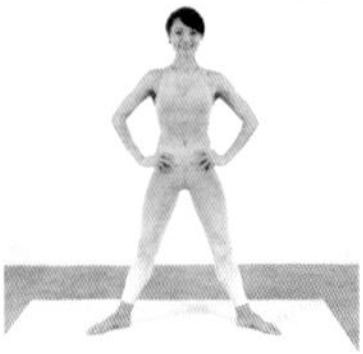

1 脚を大きく開いて（肩幅の2倍ぐらいに開いて）、つま先を斜め外45度に向け、手を腰に置く。

2 息を吐きながら、お尻をまっすぐ下ろす。ひざが直角になるぐらいまで下ろすように。

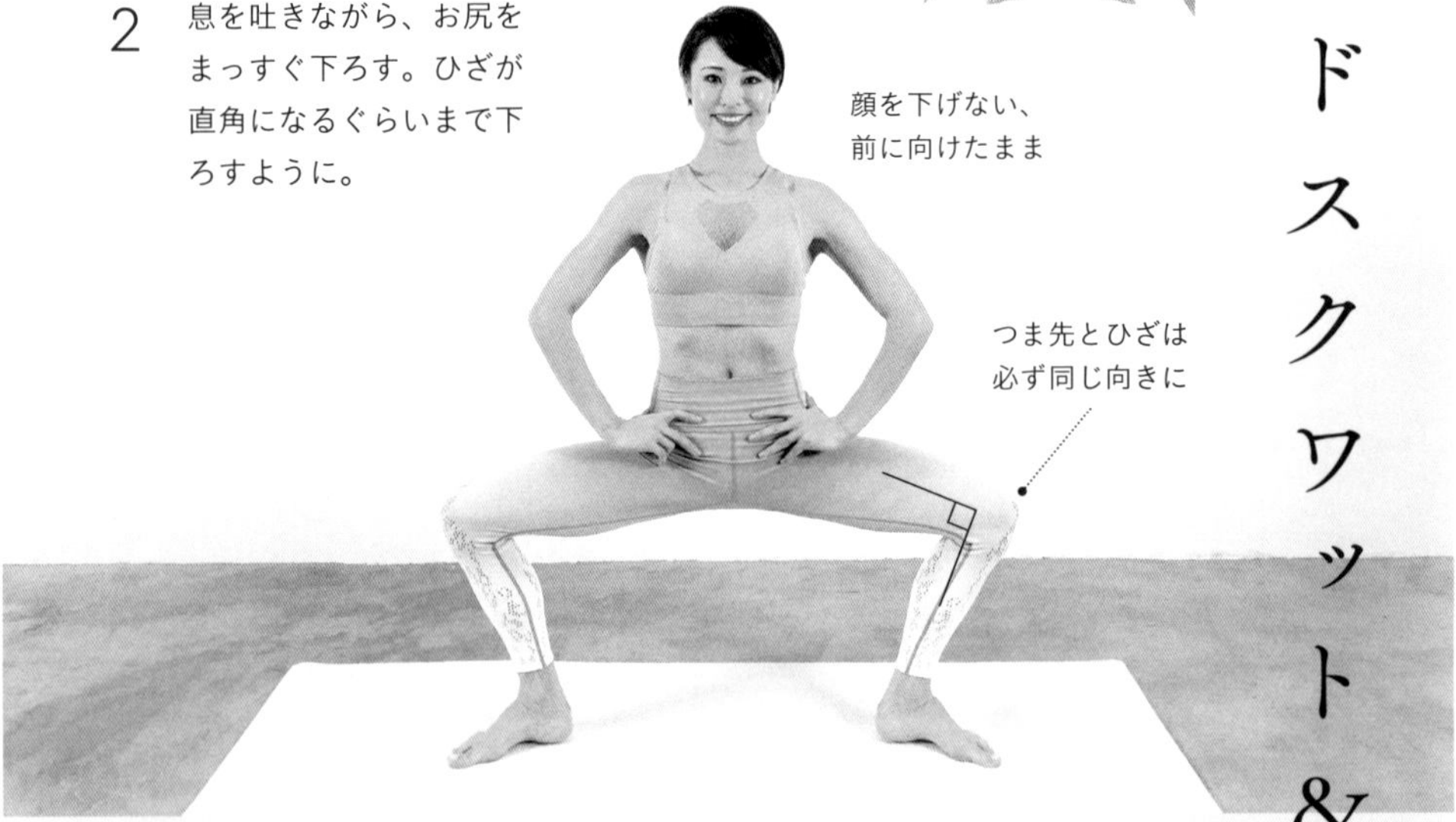

3 吸いながらひざを伸ばして元の姿勢に戻ったら、かかとを上げて1秒キープする。これを10回繰り返す。

10回

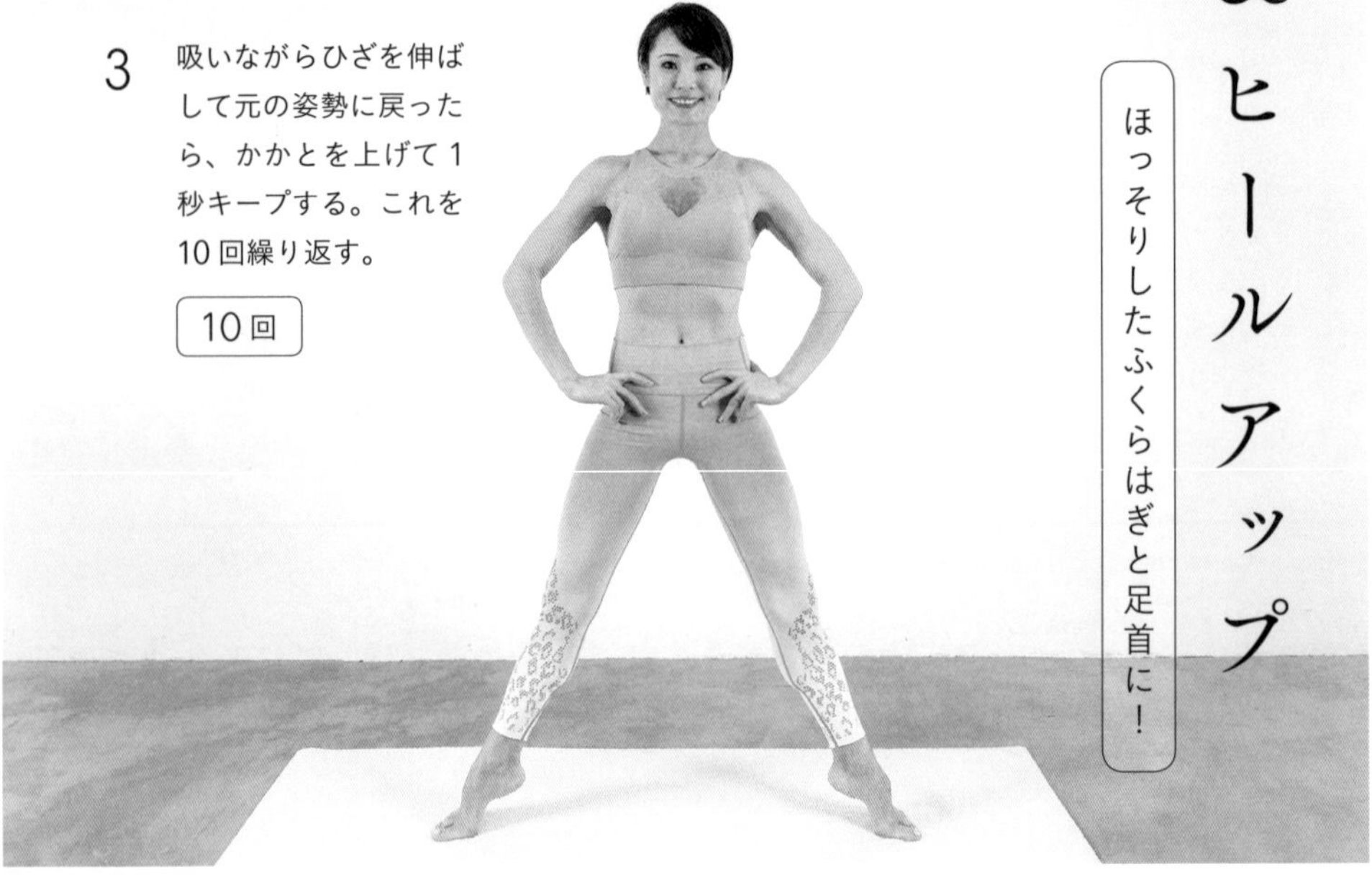

4. サイドムーブ

このキツさが美脚ラインを約束する

start

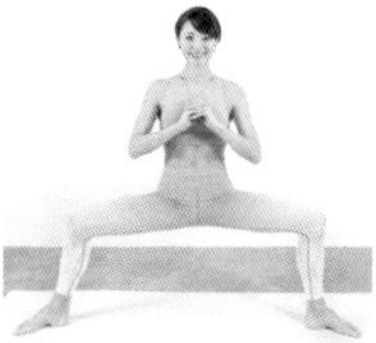

1　前ページの3の姿勢より脚を一足分ずつ左右に広げて、つま先を斜め外に向け、お尻を下ろす。ひざが直角になるぐらいまで下ろすように。

2　右側に水平に移動する。

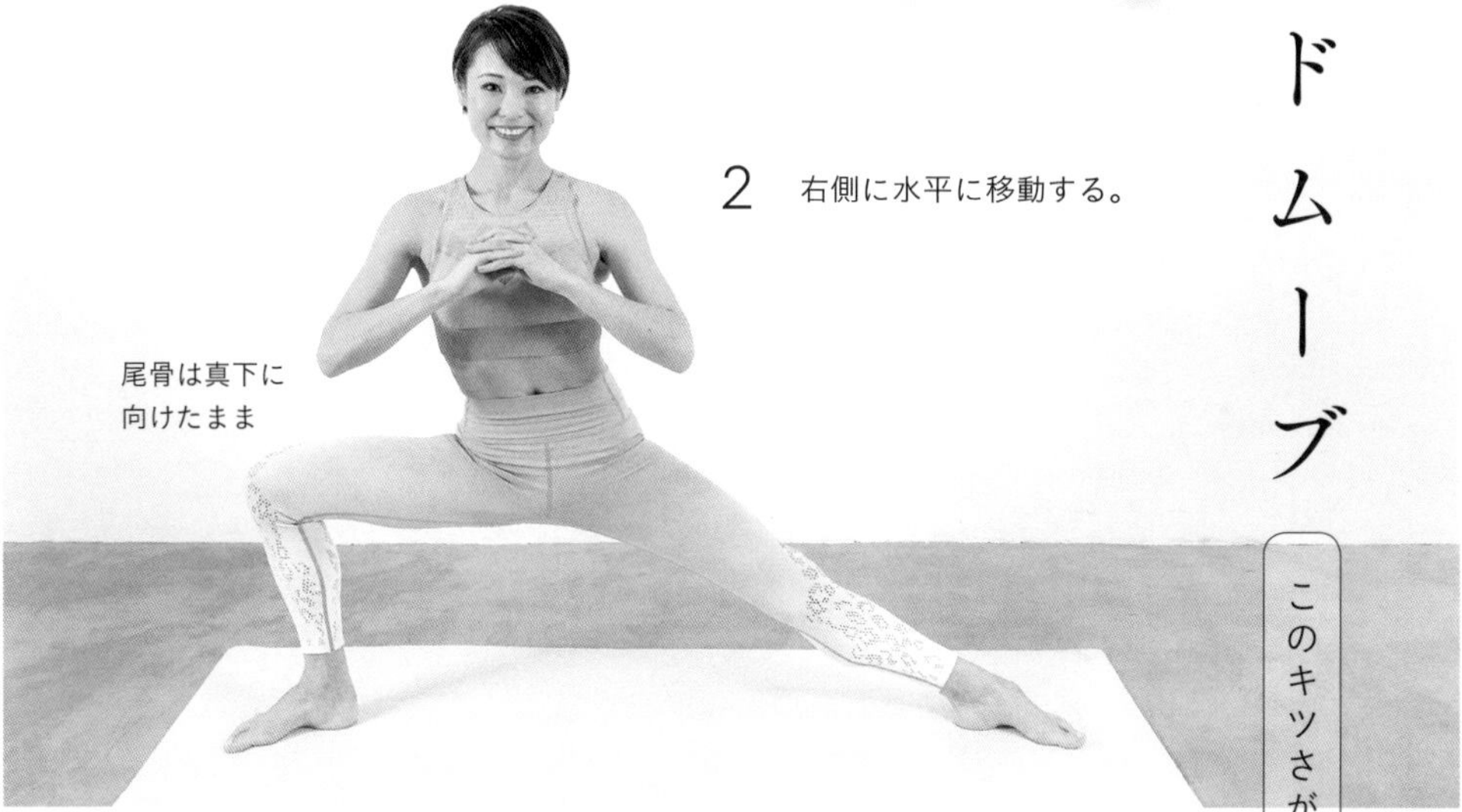

尾骨は真下に
向けたまま

3　左側に水平に移動し、左ひざを曲げて右ひざを伸ばす。これを5往復繰り返す。

5往復

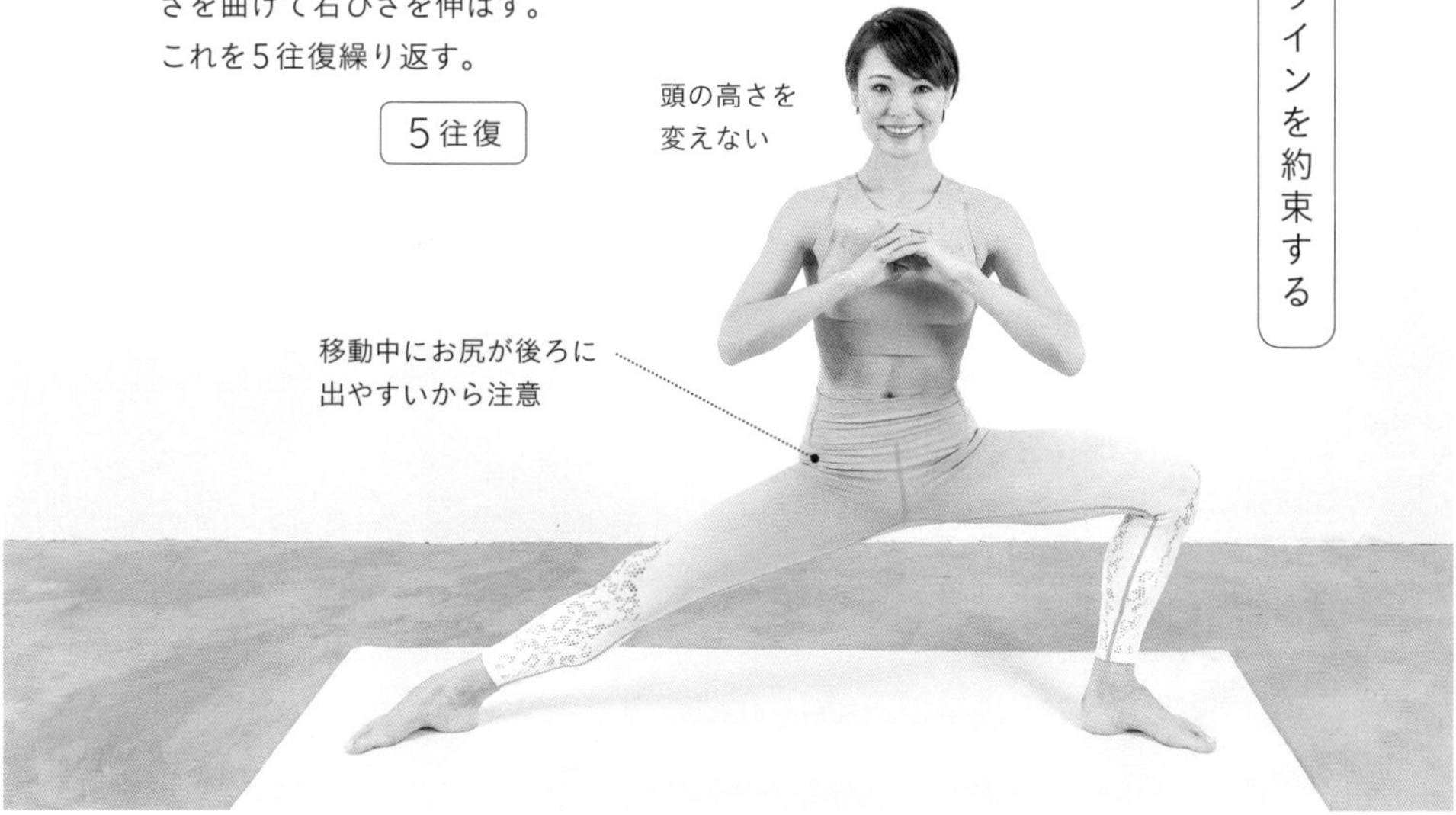

頭の高さを
変えない

移動中にお尻が後ろに
出やすいから注意

5. ランジ

もも裏、もも外と同時にお尻も引き締まる！

1 前ページのサイドムーブの足幅を少し狭めてから、右を向いて横向きになる。左脚はつま先だけついてかかとを上げ、手は腰に置く。

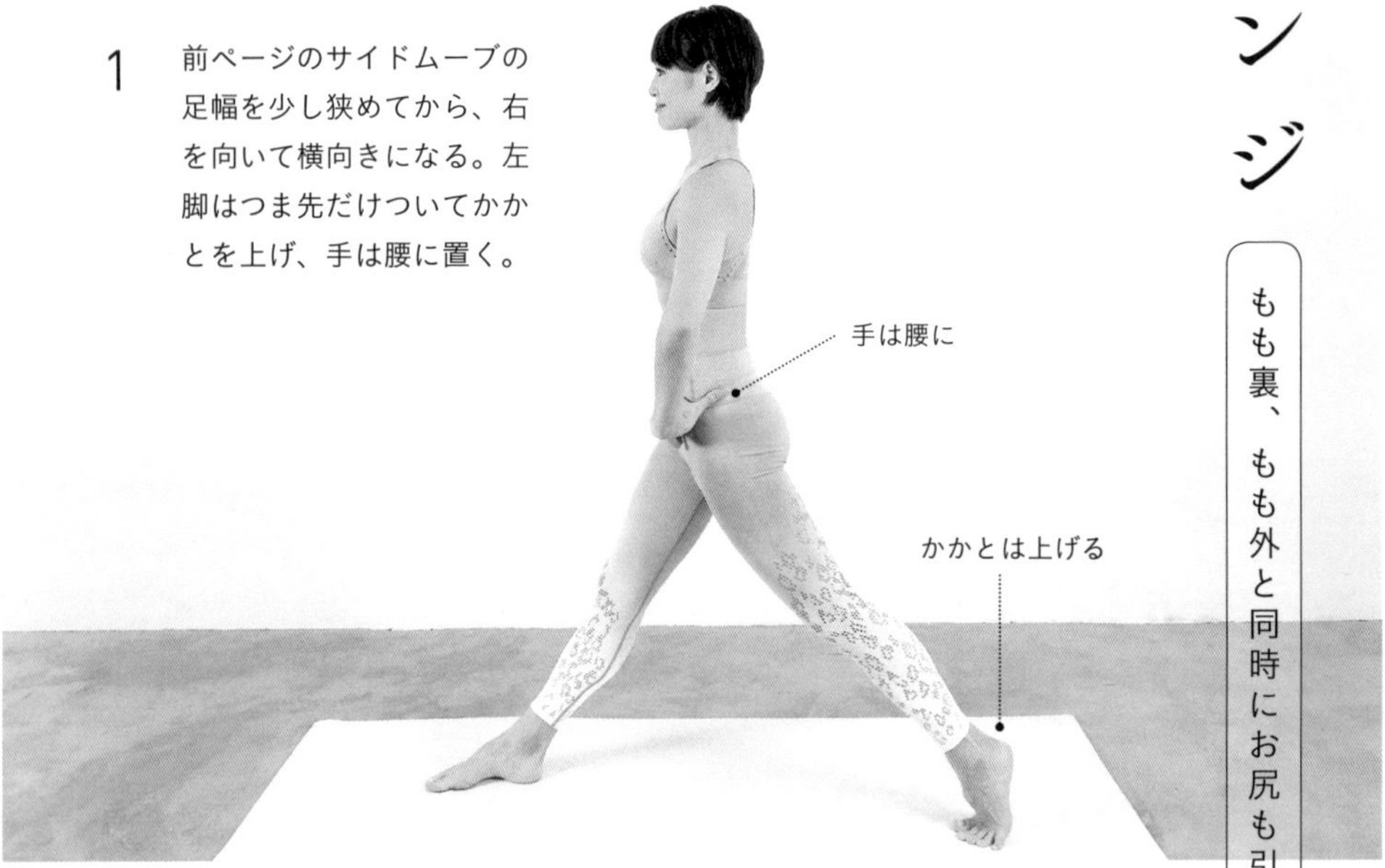

2 お尻をまっすぐ下ろし、両ひざを直角になるぐらいまで曲げる。10回繰り返したら、脚を入れ替えて反対側も同様に行う。

左右10回ずつ

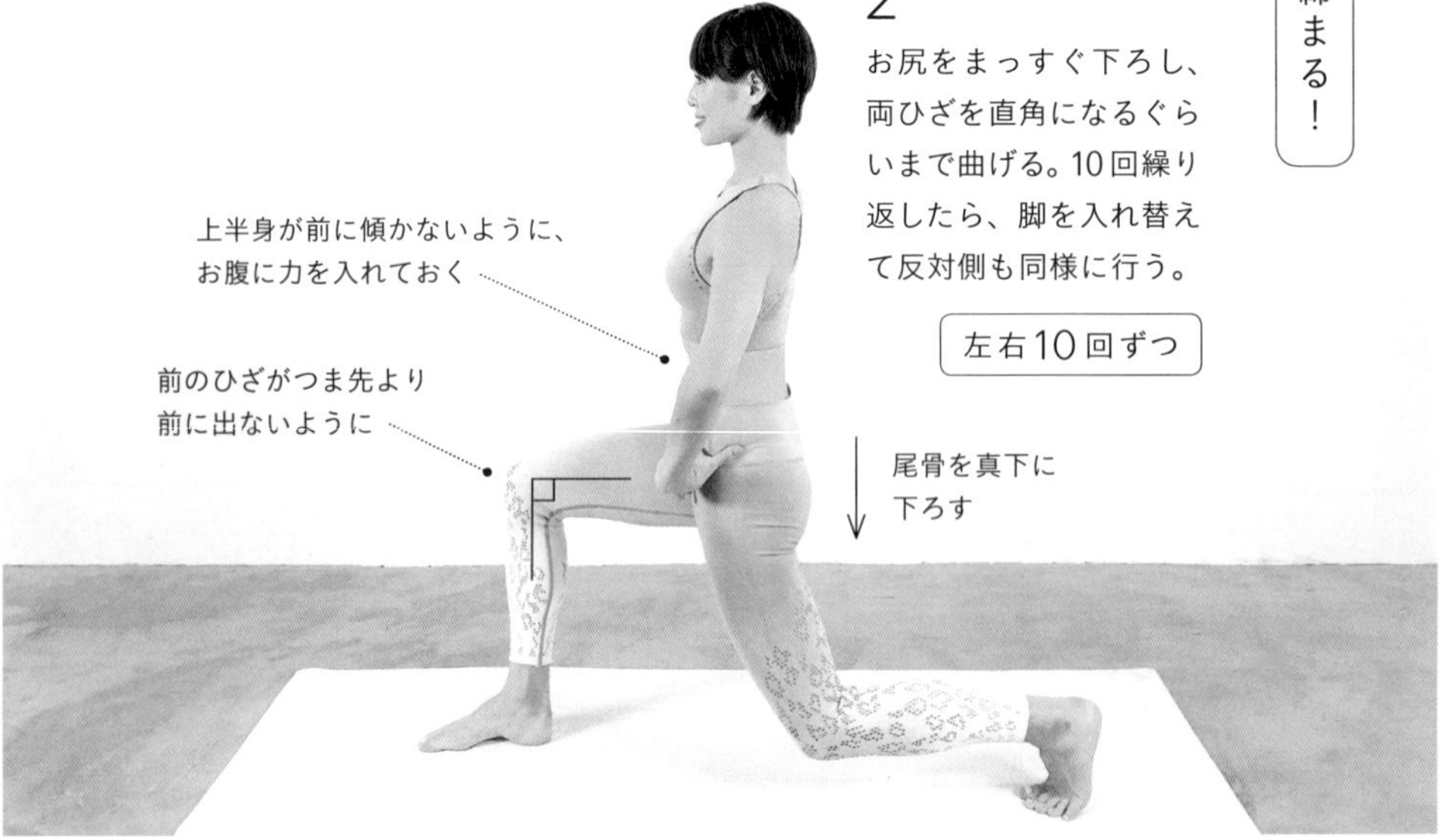

6. レッグカール

追い込むほど効果も達成感もアップ!

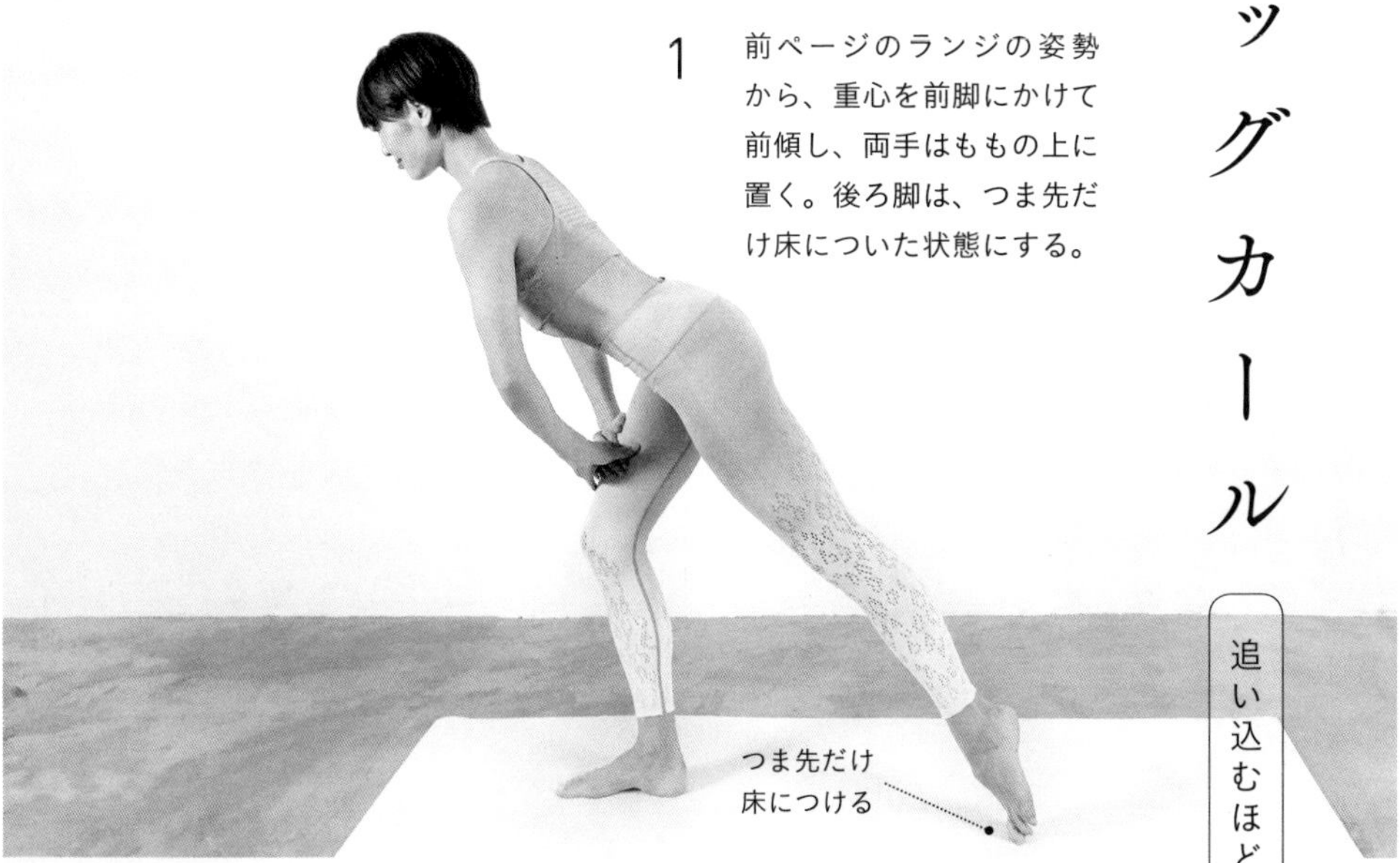

1 前ページのランジの姿勢から、重心を前脚にかけて前傾し、両手はももの上に置く。後ろ脚は、つま先だけ床についた状態にする。

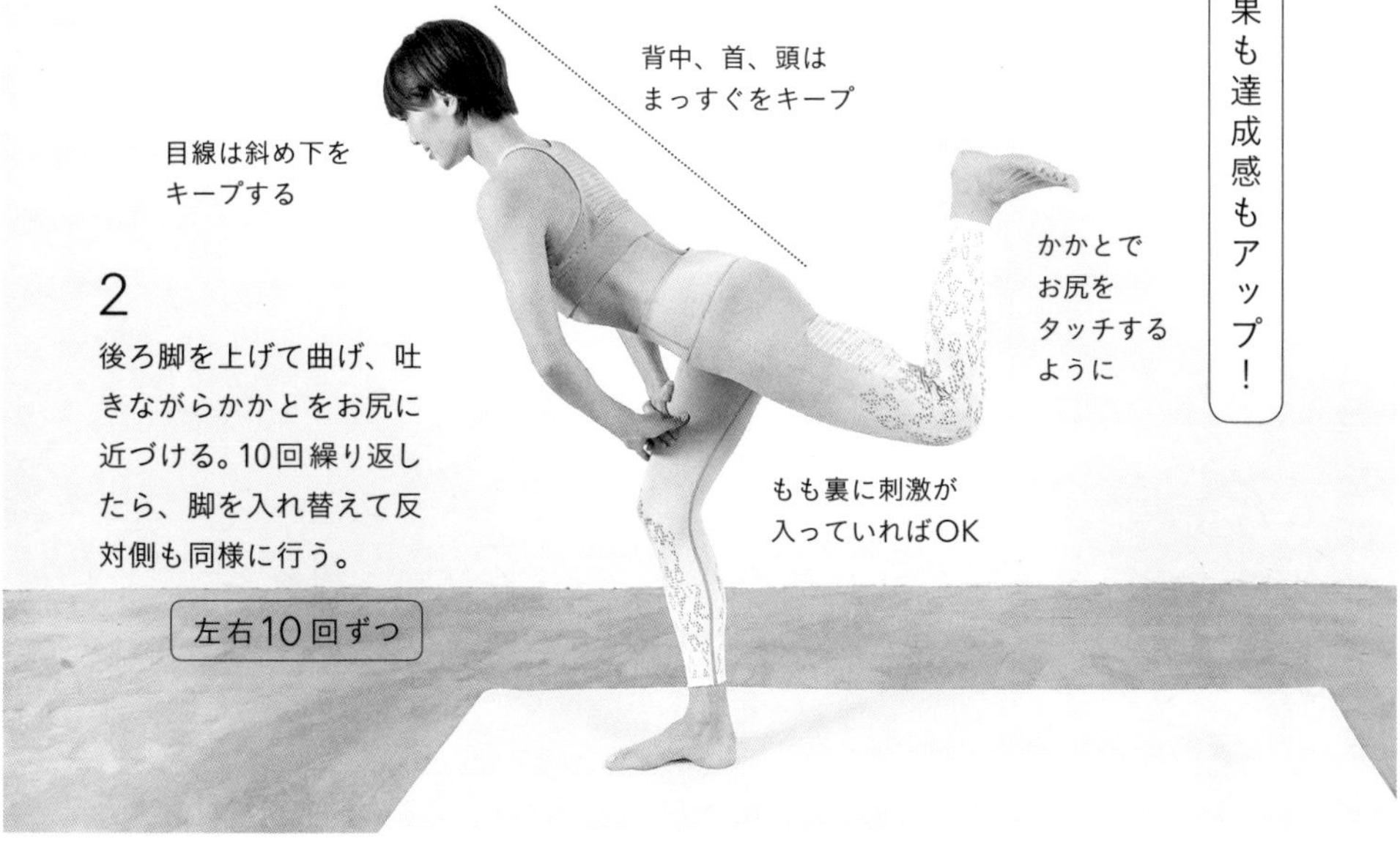

2 後ろ脚を上げて曲げ、吐きながらかかとをお尻に近づける。10回繰り返したら、脚を入れ替えて反対側も同様に行う。

左右10回ずつ

Check!

脚の太さなどのわかりやすい変化はもちろんですが、
O脚やX脚など気になっていたゆがみの改善は見られましたか？
続けることで、今までなかなか消えなかった
セルライトも減り、大きな筋肉を鍛えたことで
代謝がアップしているはず。
体が温まる、汗をかくタイミングなども含めて
体の変化を振り返ってみましょう。

Before 月 日 太もも cm

After 月 日 太もも cm

目標 cm

week
1

week
2

week
3

week
4

脚に効くオススメ動画

脚の大きな筋肉を鍛えれば、体全体の代謝がアップ！
QRコードからYouTubeの動画にとべます。#の動画番号で検索もできます。

初級

脚からみるみる痩せる！
超簡単な1日7分の
脚やせエクサ☆

#258／8分

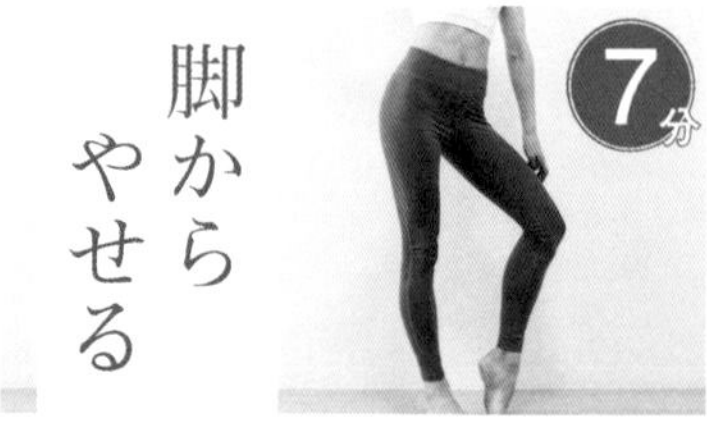

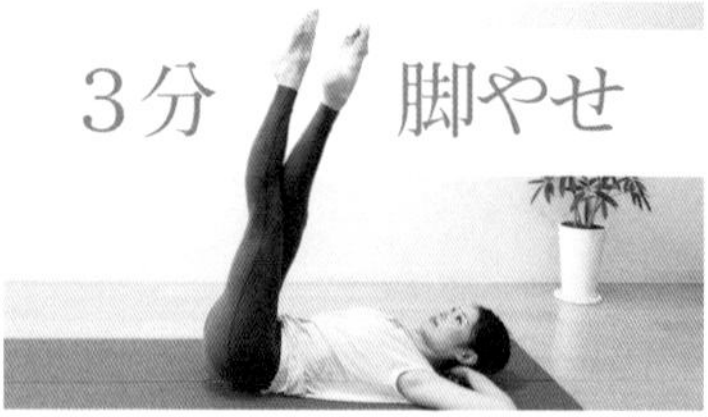

寝たままできる！
3分脚やせ
エクササイズ☆

#232／4分

内ももの引き締めに効果的！
O脚も治す
脚やせエクササイズ☆

#36／8分

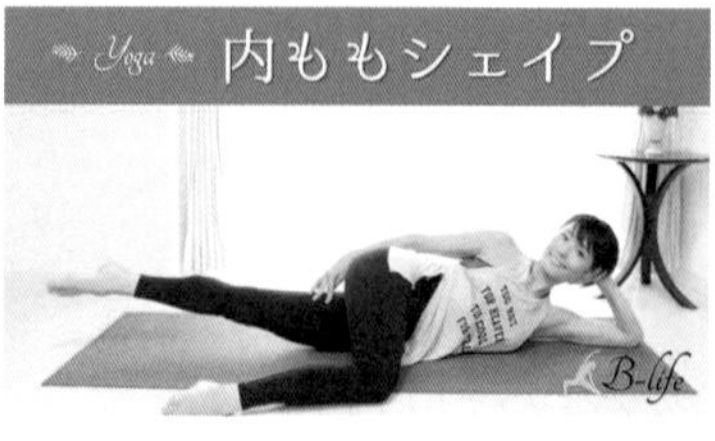

中級

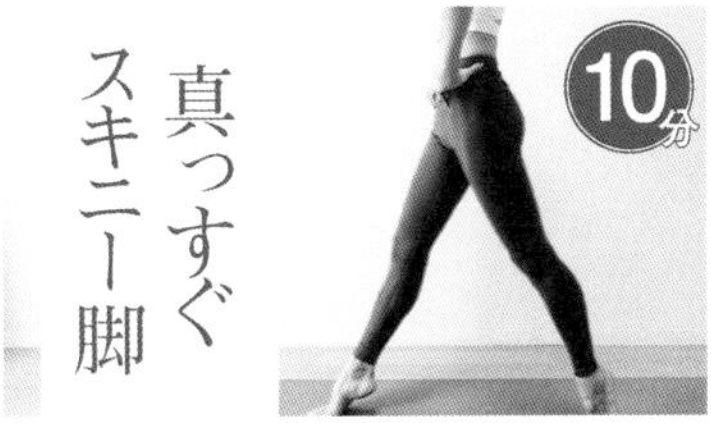

毎日たった10分！
憧れの
真っすぐスキニー脚を
手に入れる

＃260／11分

プリっと桃尻＆
太もも痩せを同時に叶え、
メリハリ美脚を作る！

＃261／11分

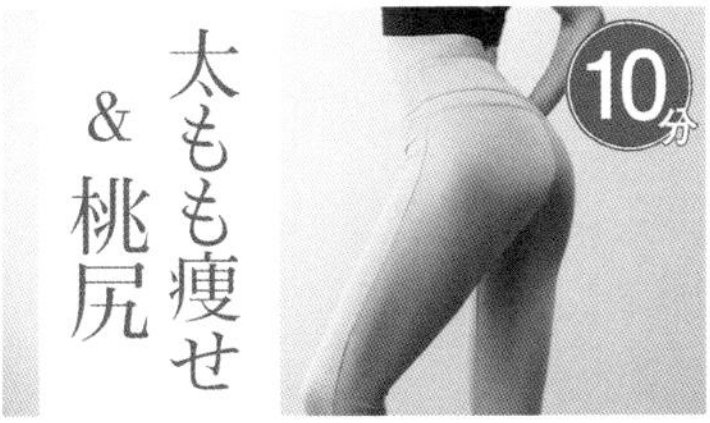

上級

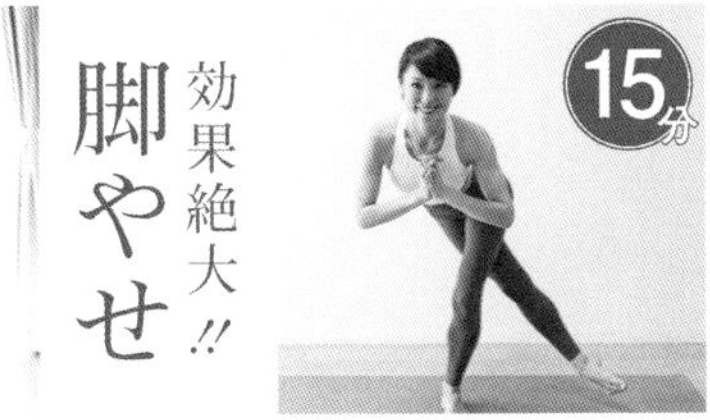

効果絶大の脚やせ！
体全体を脂肪燃焼し、
モデル体型に

＃262／16分

最強の美脚筋をつくる！
お尻もお腹も
みるみる引き締まる

＃263／16分

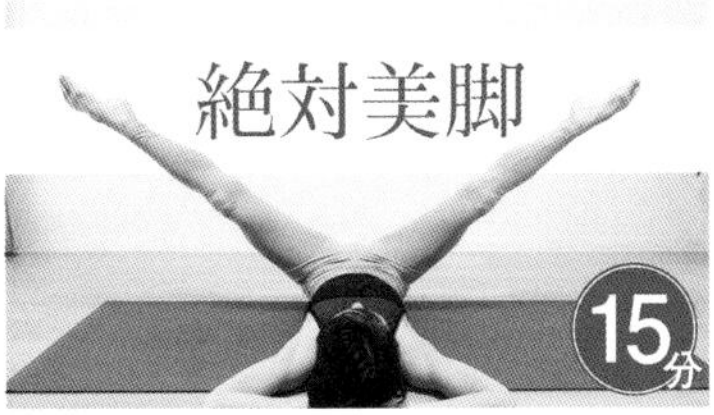

DAY

3

二の腕・背中

ノースリーブや
Tシャツが似合う
すっきりした後ろ姿へ

▲
▲

動画はここから!

74～79ページ

【1日5分で美しく引き締まる】魔法の背中＆二の腕トレーニング!

＃349／10分

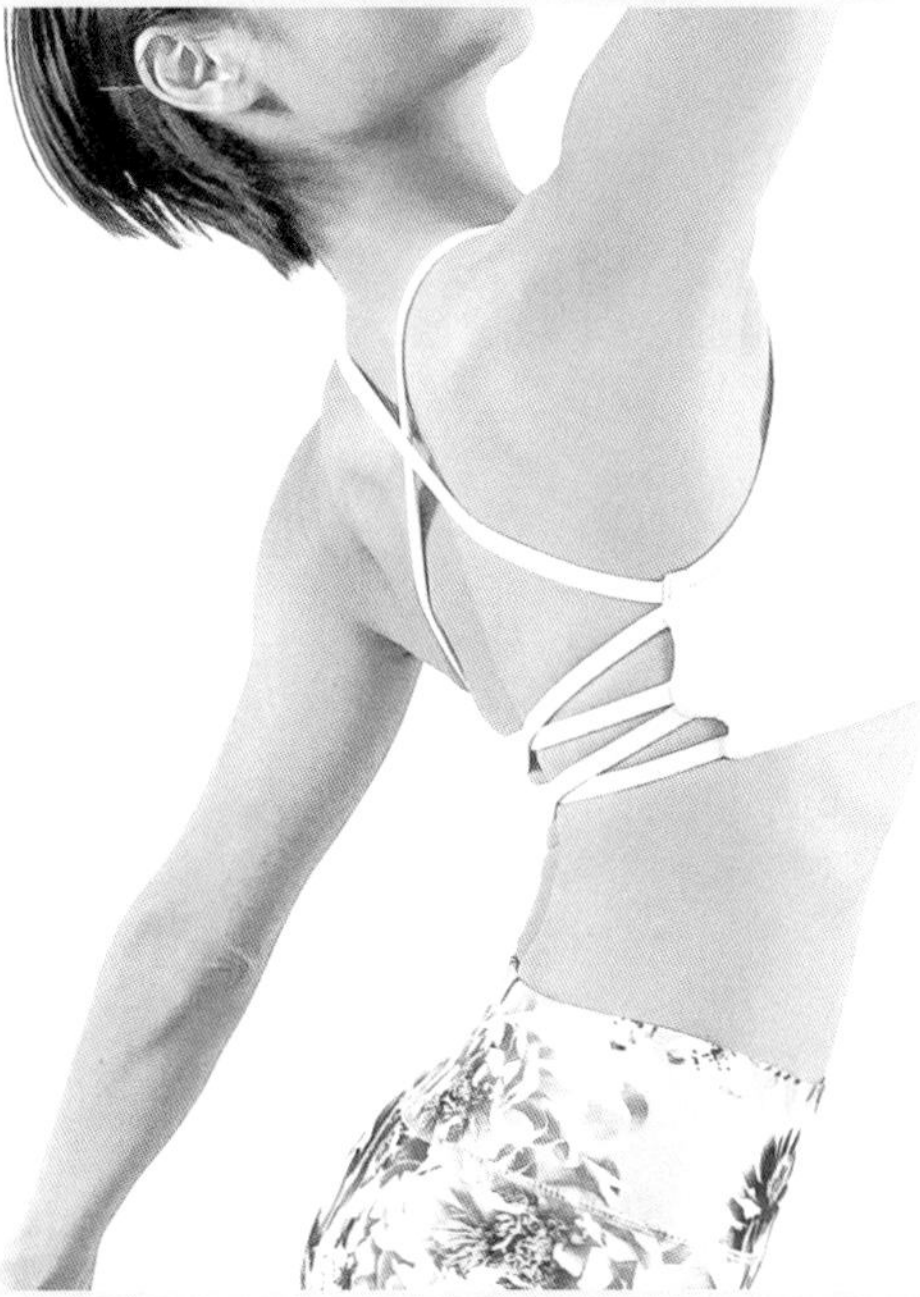

手を振ったときに揺れる二の腕のたるみ。通称〝振り袖肉〟などと言われて、とにかくスッキリさせたい部分ですよね。

そのために鍛えたいのは上腕三頭筋という筋肉です。

上腕三頭筋は腕の裏側にあって、主に腕を後ろに引く動作で使いますが、日常生活であまり使いません。それが肉がつきやすい一因と言えるでしょう。

背中に下着が食い込んでできる〝ハミ肉〟も、女性が撃退したいもの。そのために鍛えたいのは、脇から腰を広く覆う広背筋です。ここを鍛えることで、腰の上の肉も一緒に引き締められます。

背骨に沿ってある脊柱起立筋も一緒に鍛えて猫背を改善し、より美しい背中に仕上げましょう。

1. ハンドニーオープン

背中を平らにキープ

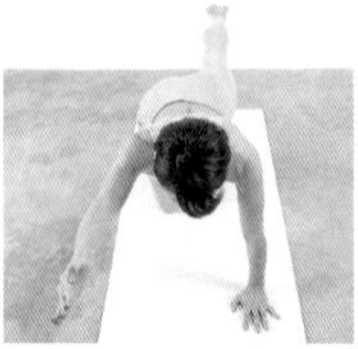

1 四つばいの姿勢から、右手と左脚を床と水平に上げる。

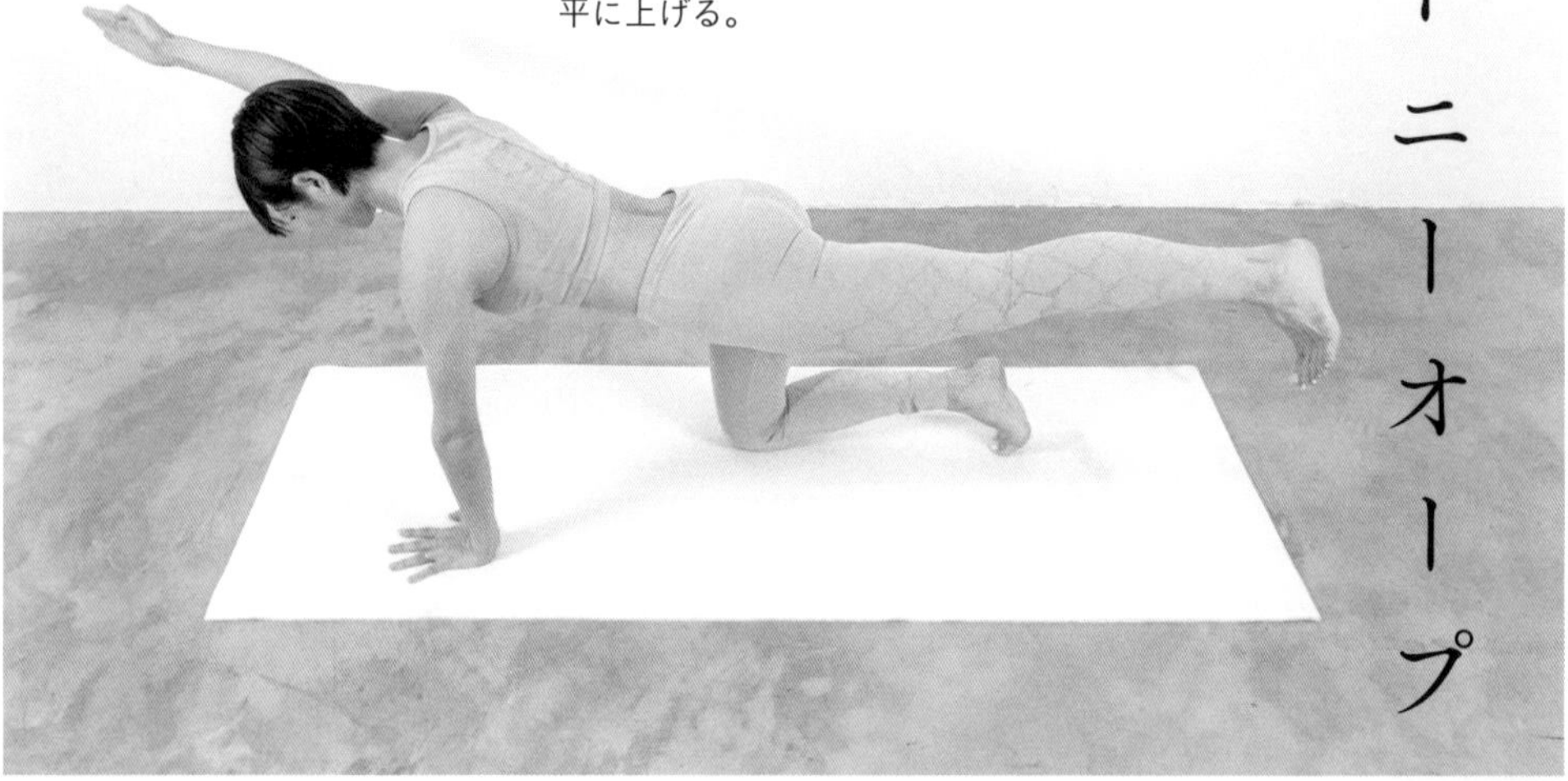

2 息を吸いながら、右手と左脚を横に開き、吐きながら戻す。これを5回繰り返したら、手脚を入れ替えて反対側も同様に行う。

左右5回ずつ

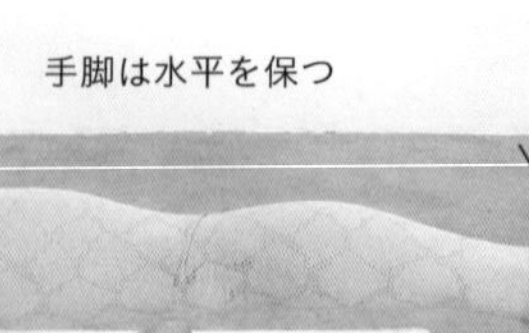

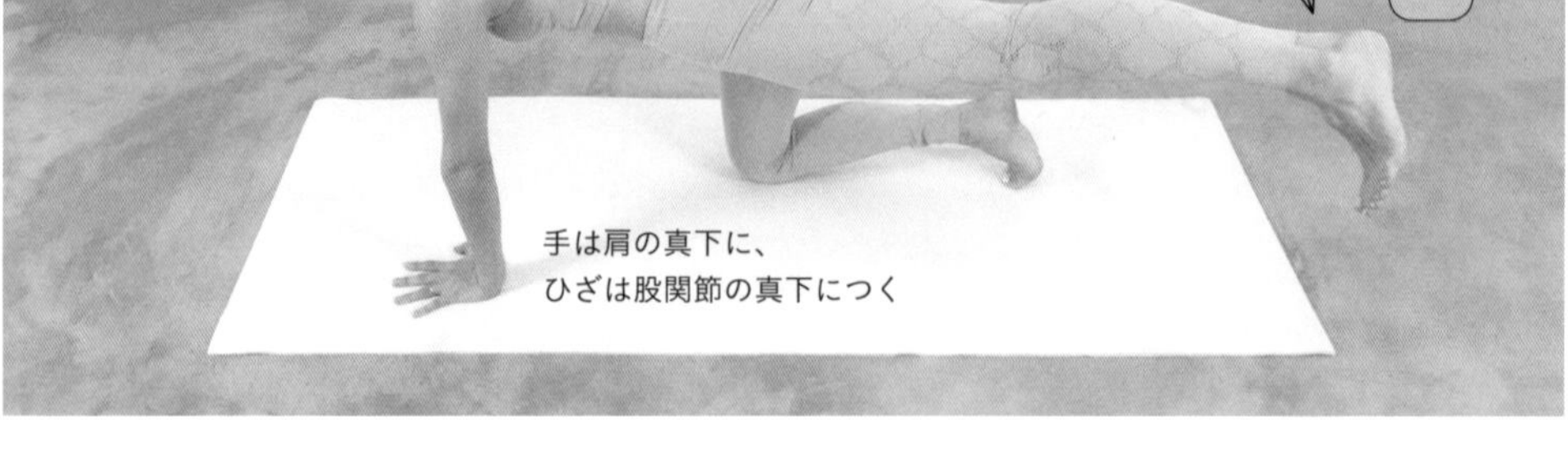

2. バックプルダウン

猫背解消でやる気アップ！

NG

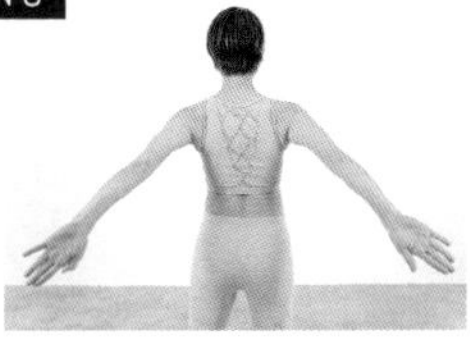

わきは広げず、
しっかり
締めたまま
手を後ろに引く。

1 ひざ立ちになって、両腕を前に水平に伸ばし、手のひらを下に向ける。

2 息を吐きながら手を下げていき、後ろ側にできるだけ上げる。

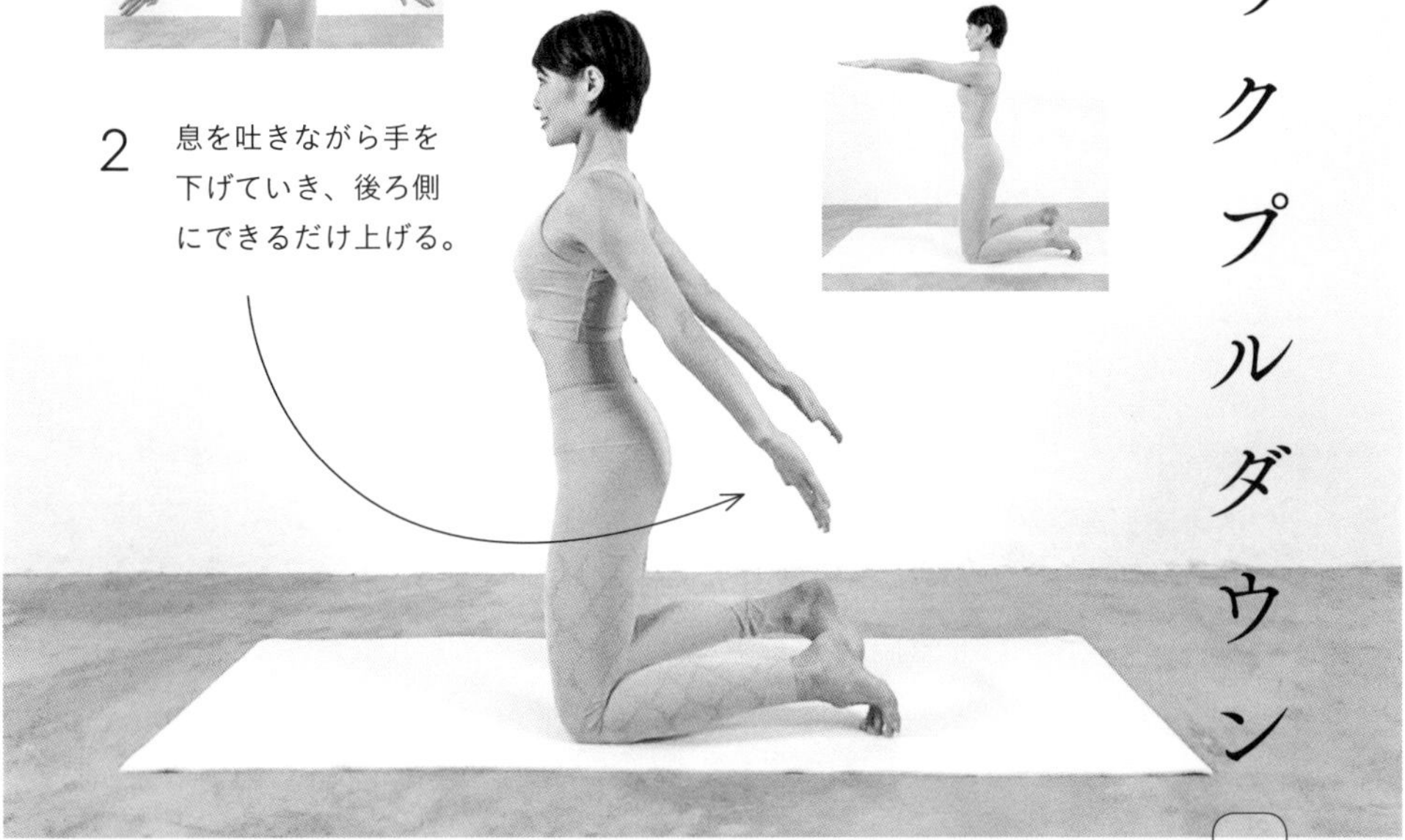

3
両手を後ろから半円状に回して頭上に伸ばす。

4
息を吐きながら、ひじを曲げて肩甲骨を寄せる。吸いながら、両手を軽く上げてから前に伸ばし、1の姿勢に戻る。これを8回繰り返す。

8回

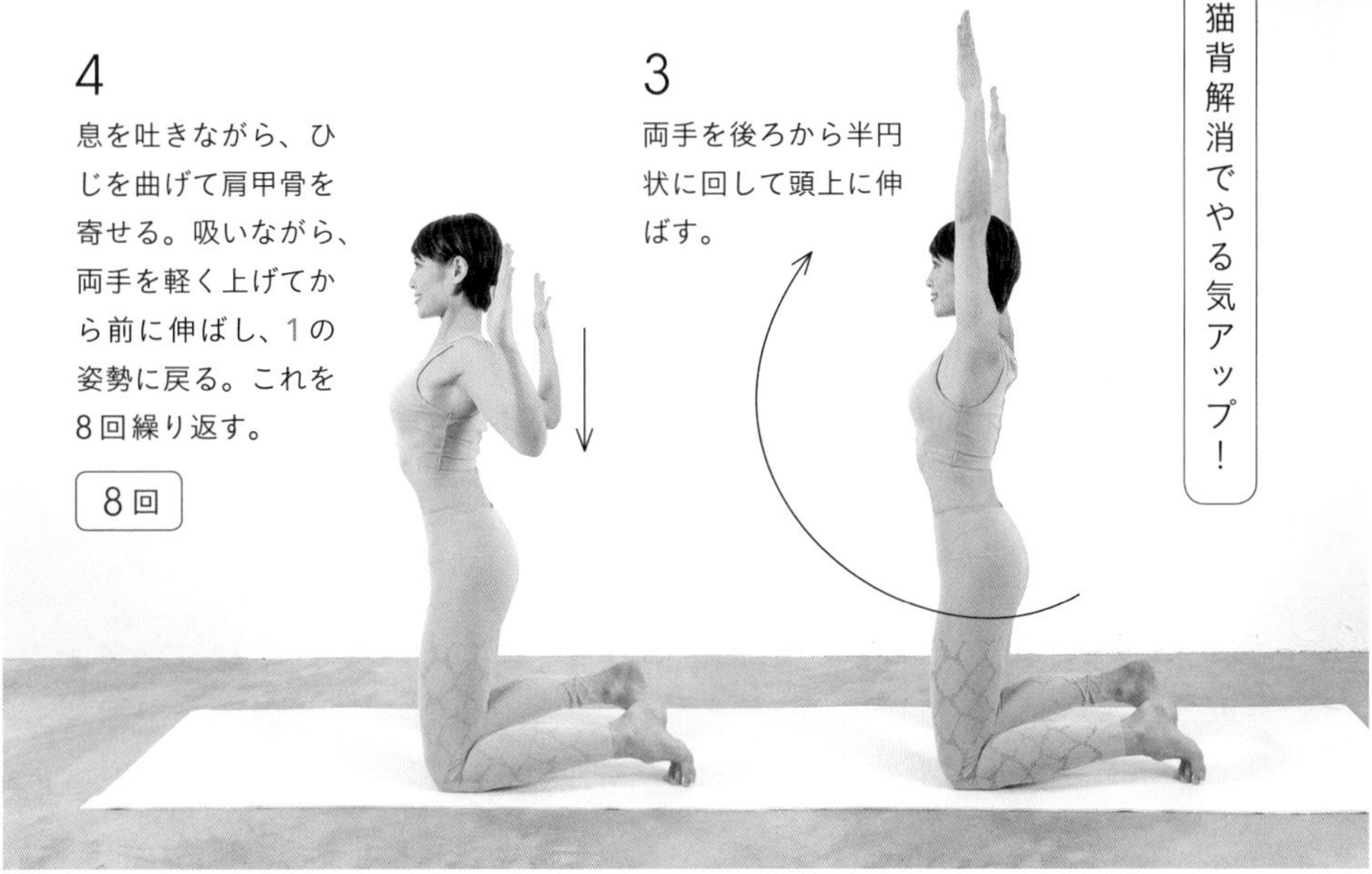

3. バックエクステンション

くびれが生まれ、
お尻ともも裏も引き締まる

1　うつ伏せに寝て、両手を重ねておでこの下に敷く。脚はまっすぐ伸ばす。

お腹をうすく引きこむ

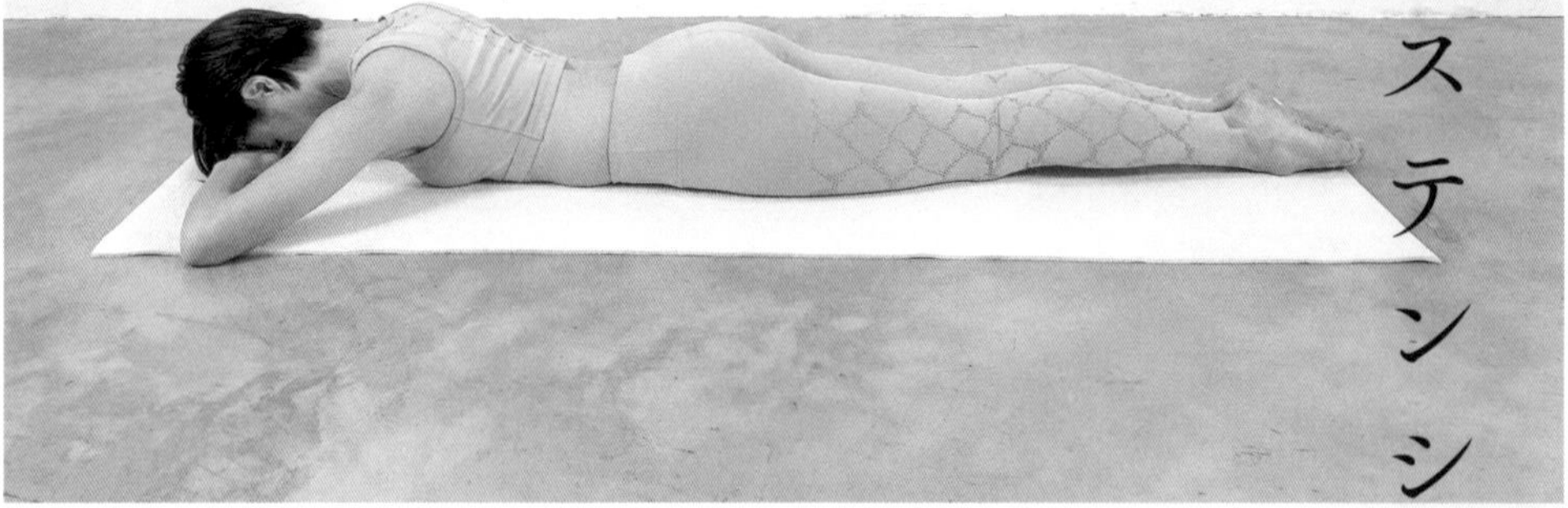

2　目線を下に向けたまま、息を吸いながら頭と胸を上げる。吐いて元に戻し、これを4回繰り返す。

4回

あごは上げない

左右のかかとをつけておくとお尻に力が入り、姿勢が安定する

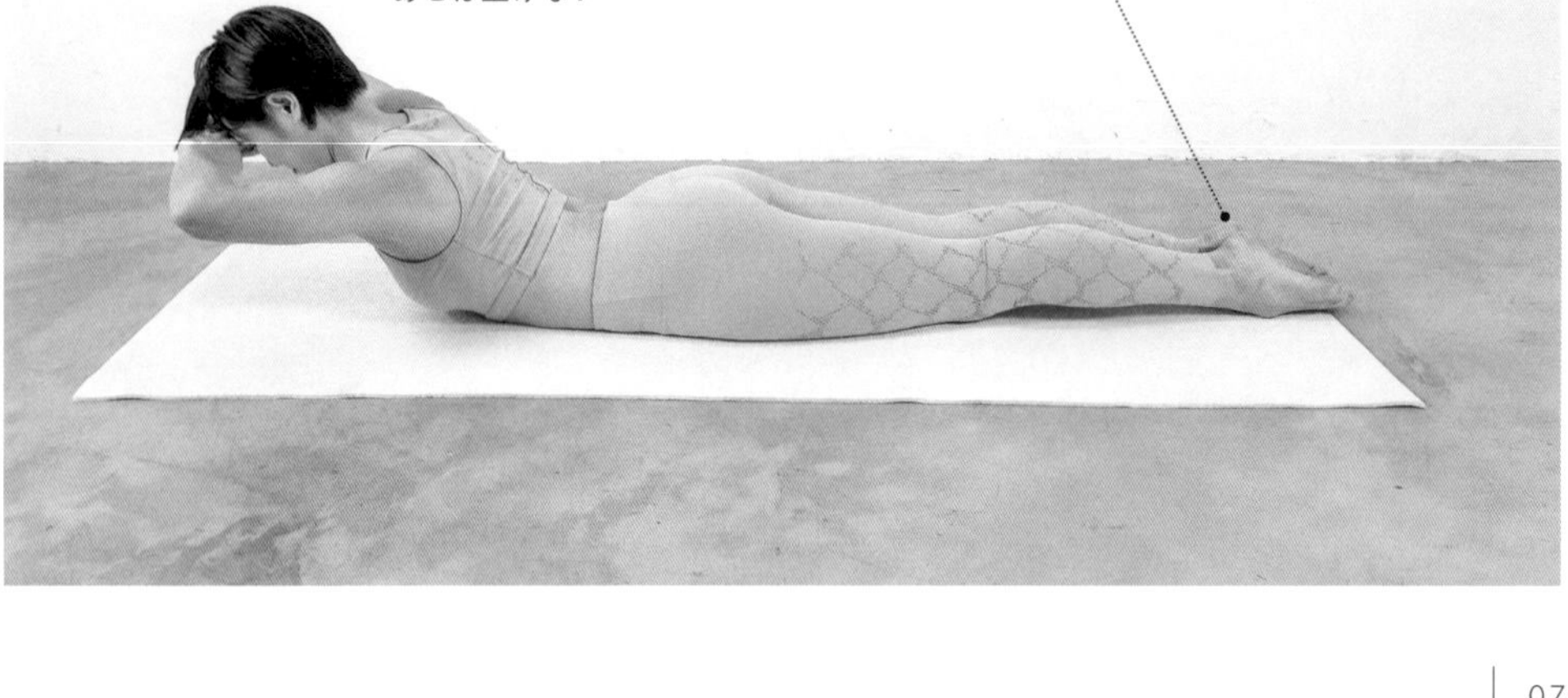

4. スイミング

背中全体、ヒップアップにも効果的

1　前ページの姿勢から、両手を前に伸ばして床から浮かせ、両脚も浮かせる。

start

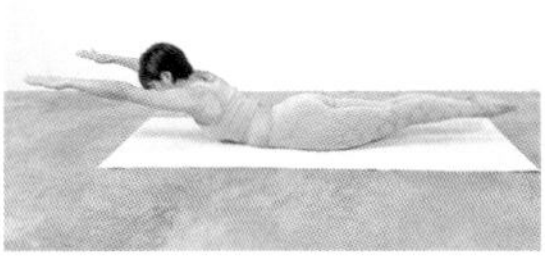

2　右手と左脚を上げる。

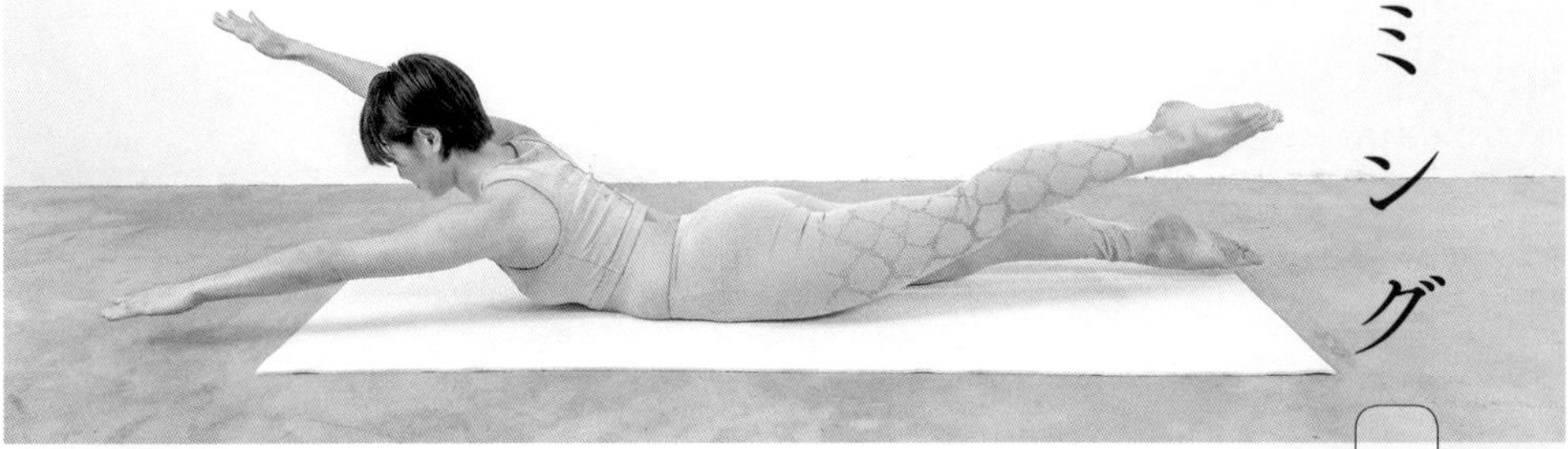

3　左手と右脚を上げる。これを交互に繰り返す。余裕がある人はスピードを上げて、吐きながら５回手足を動かし、吸いながら５回連続で繰り返す。

5回ずつ

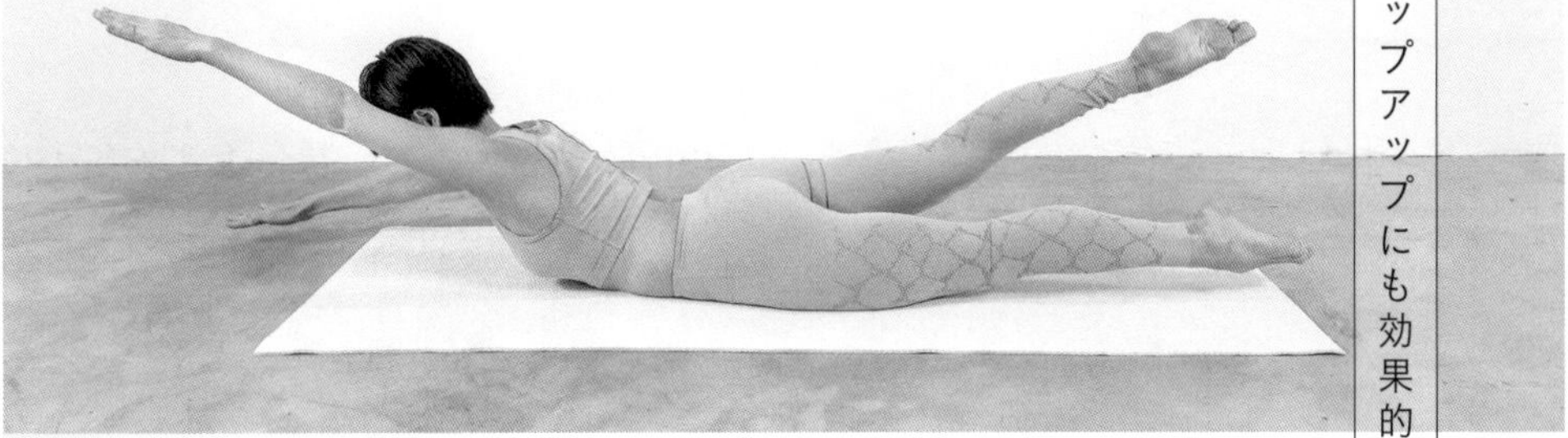

4　最後に両手脚を目いっぱい上げた状態で、もうダメ！というところまでキープする。

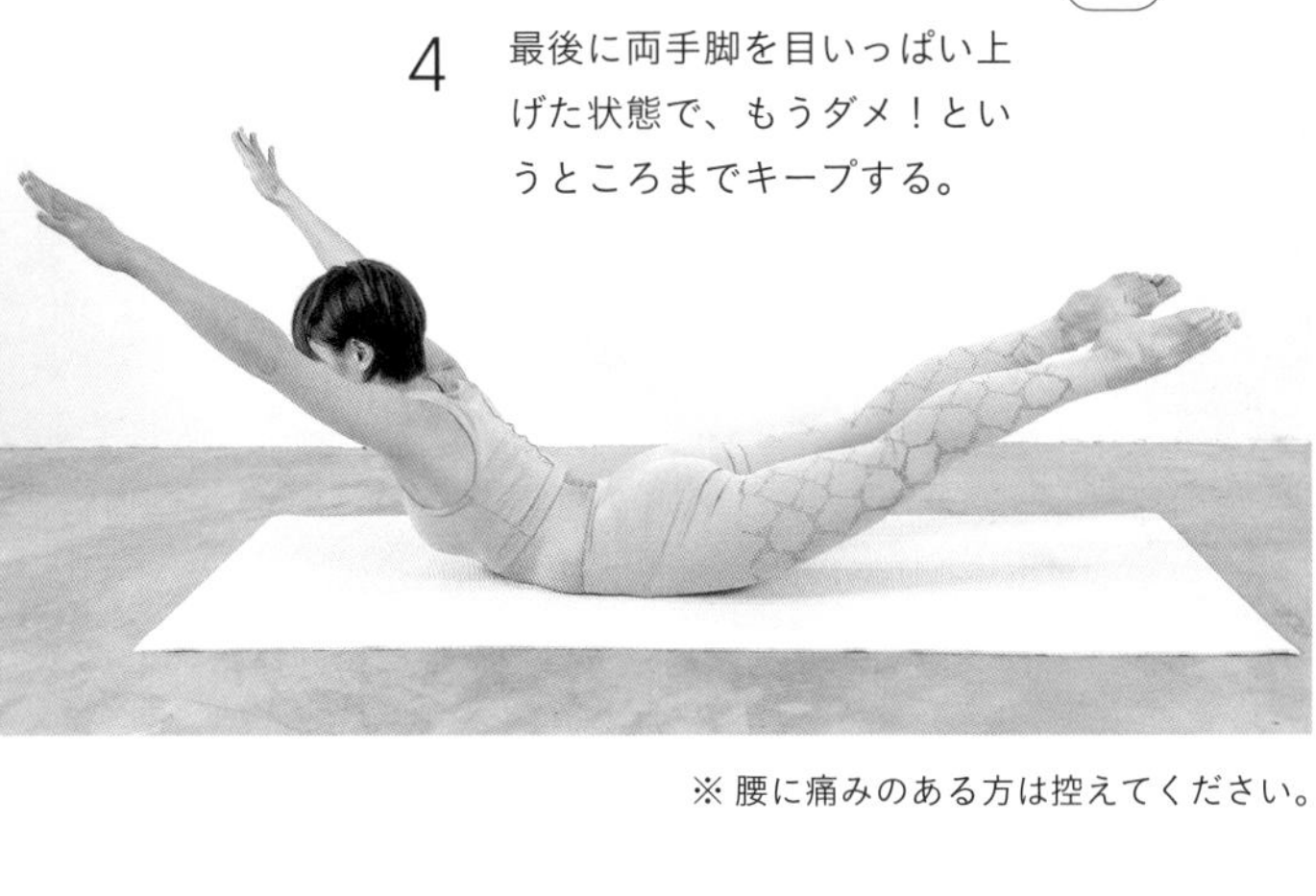

うつ伏せからお尻を後ろに引いてかかとの上に乗せ、両手を前に伸ばして上半身の力を抜いて、いったんリラックスする。

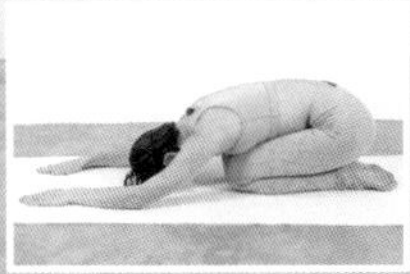

※ 腰に痛みのある方は控えてください。

5. 逆腕立て伏せ

二の腕痩せのテッパンメソッド。「逆」だからツラくない！

1 いったん座って、両手を肩の真下につく。ひざを直角ぐらいに曲げたら、お尻を持ち上げる。

2 息を吸いながら、ひじを後ろに曲げてお尻を下げる。吐きながら元に戻して、10回繰り返す。

10回

start

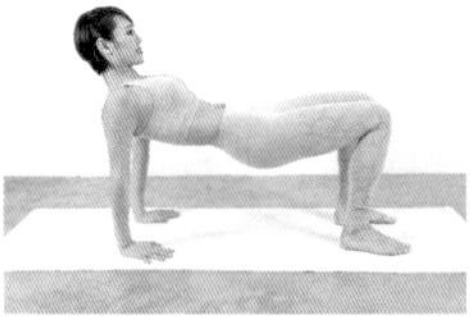

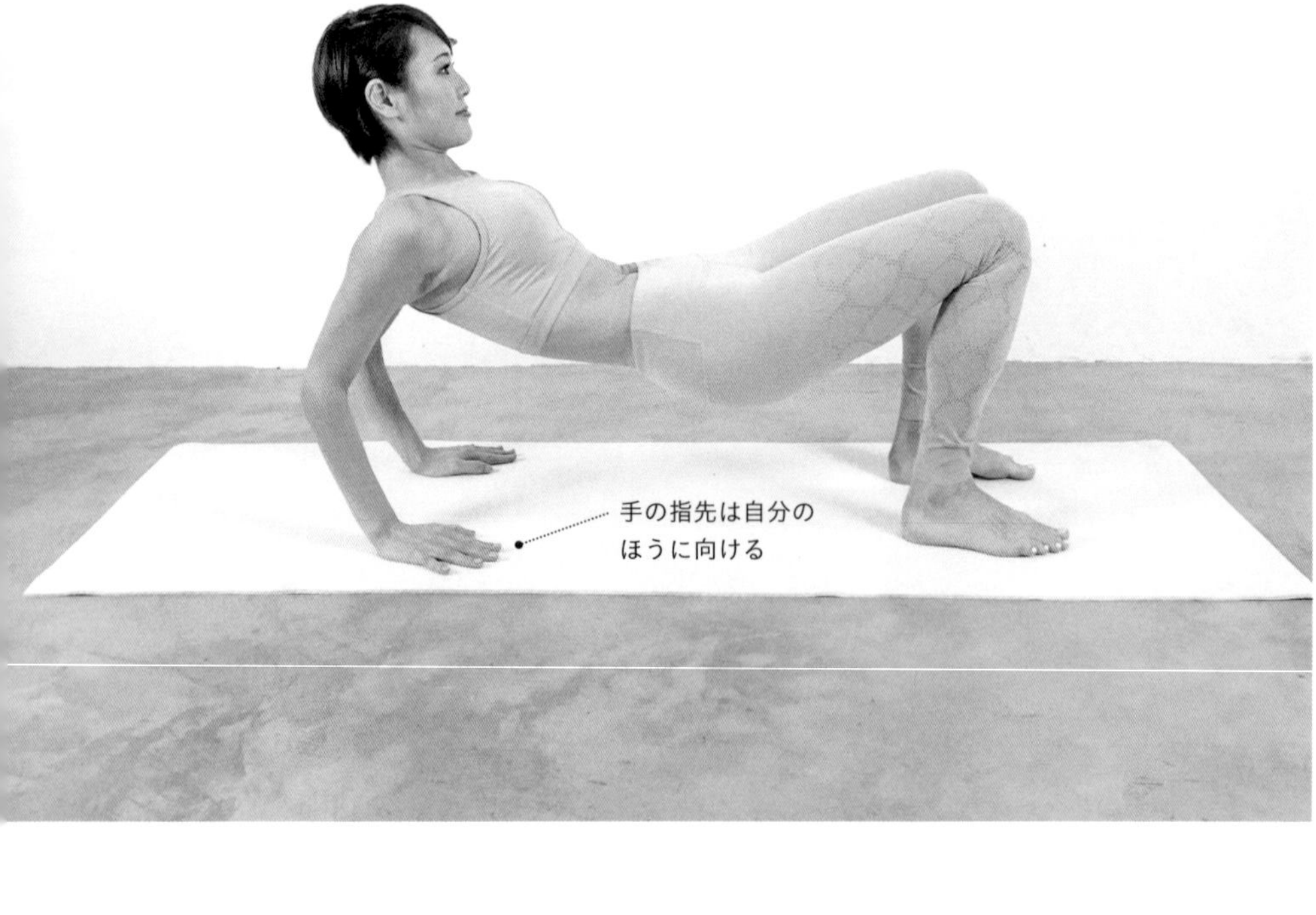

6. バックサポート

二の腕と背中を
同時に引き締める！

ひじを伸ばした状態で、両脚をまっすぐ前に伸ばし、お尻に力を入れる。体を一直線にしたまま、3〜5呼吸キープする。

3〜5呼吸

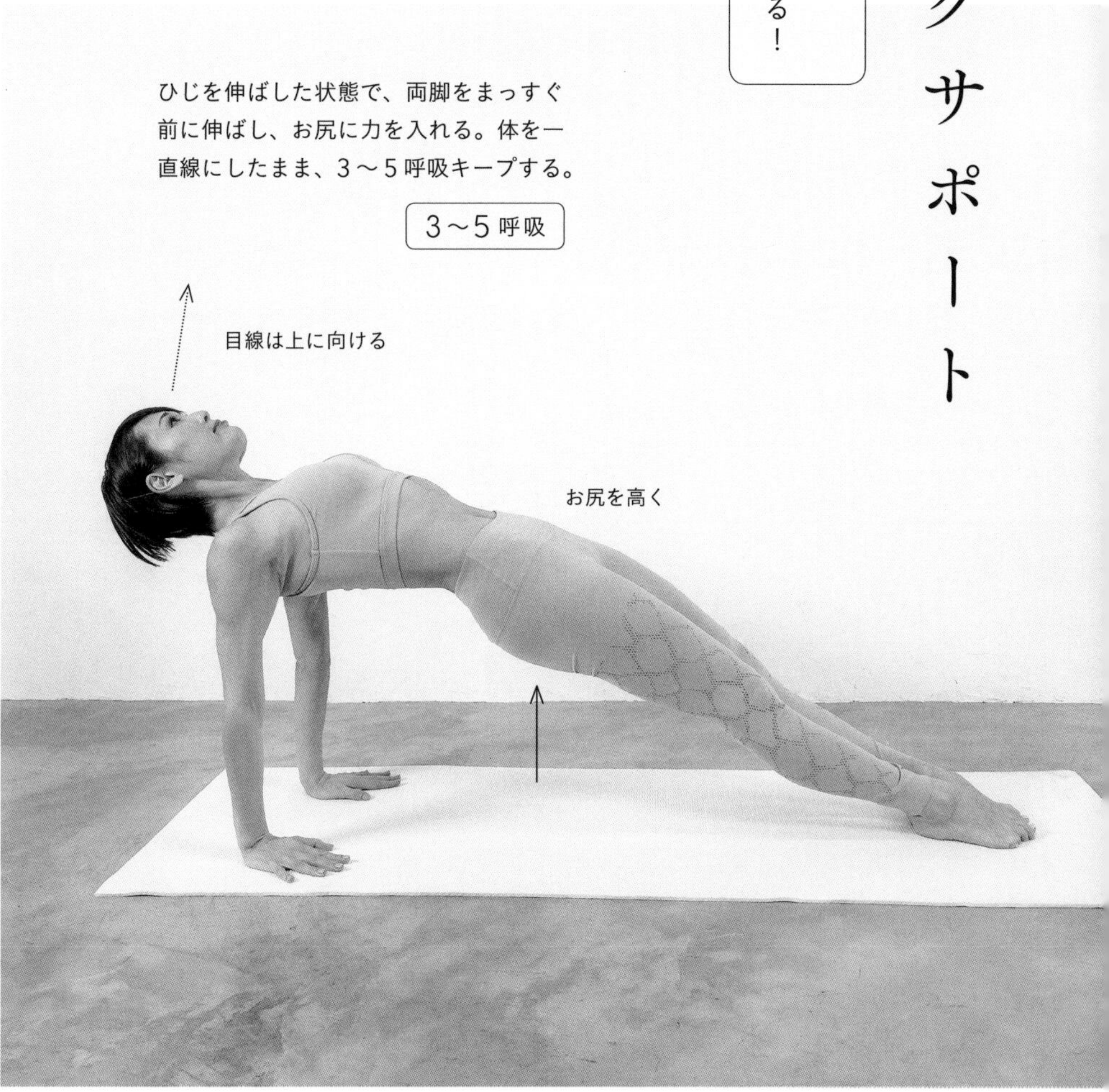

Check!

しゃきっとした姿勢は、
それだけで体全体が引き締まって見えます。
二の腕・背中の筋肉を刺激すると、
痩せやすくなるだけでなく、
美姿勢を保ちやすくなります。
肩こりや首こりも解消されていませんか？

Before	月	日	二の腕	cm
After	月	日	二の腕	cm

目標　cm

week
1

week
2

week
3

week
4

二の腕・背中に効くオススメ動画

背中や二の腕を鍛えて、肩こり、猫背など背中周りの悩みも解消！
QRコードからYouTubeの動画にとべます。#の動画番号で検索もできます。

初級

二の腕シェイプ
肩こり、猫背の方にも
オススメ【ヨガ】

＃33／6分

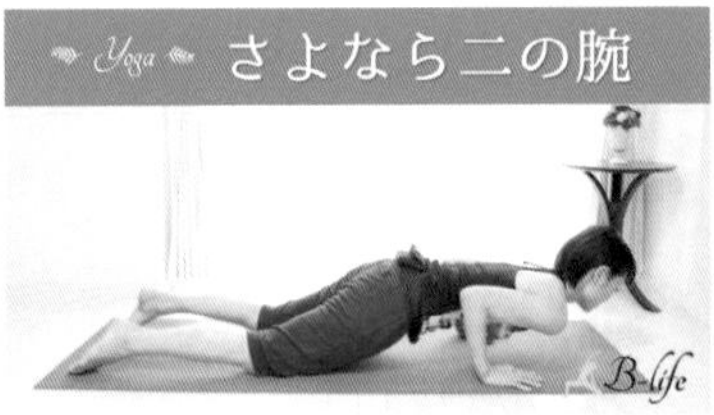

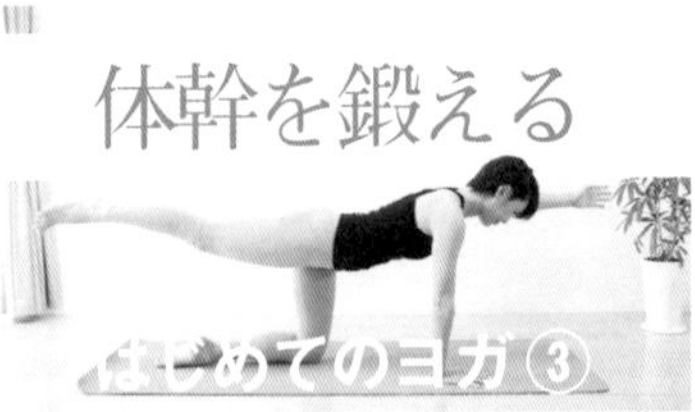

体幹を鍛えるヨガ☆
疲れにくいカラダをつくる

＃213／11分

姿勢をキレイにする！
簡単バレエワークアウト☆

＃186／13分

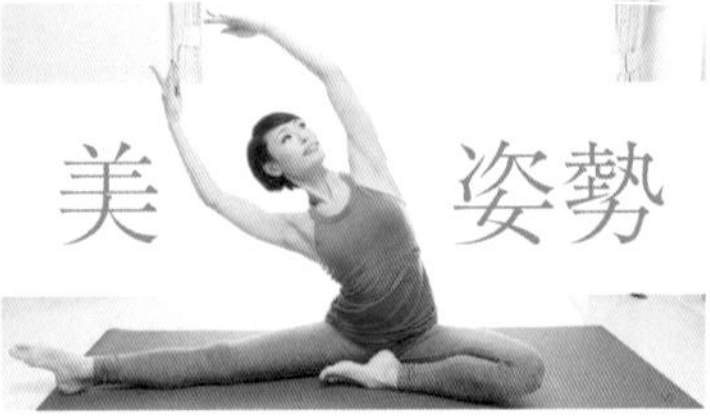

中級

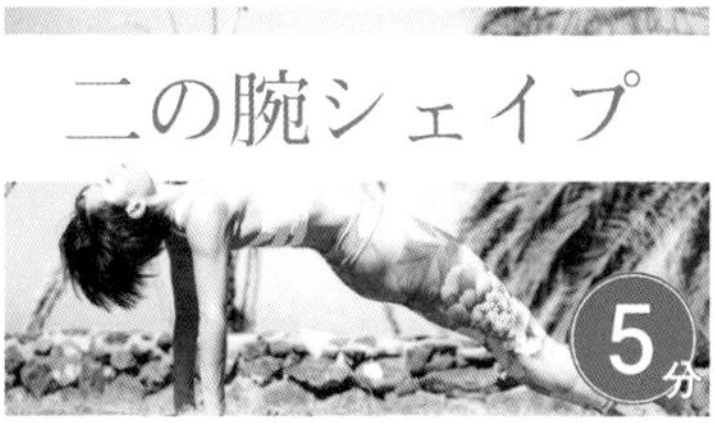

夏本番！
最短５分でできる
二の腕痩せエクサ☆

＃272／６分

背中シェイプヨガ☆
猫背を解消し、
気持ちも前向きになる！

＃161／11分

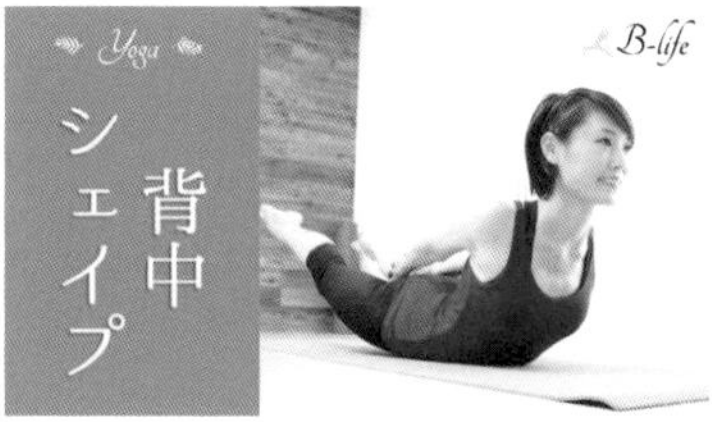

上級

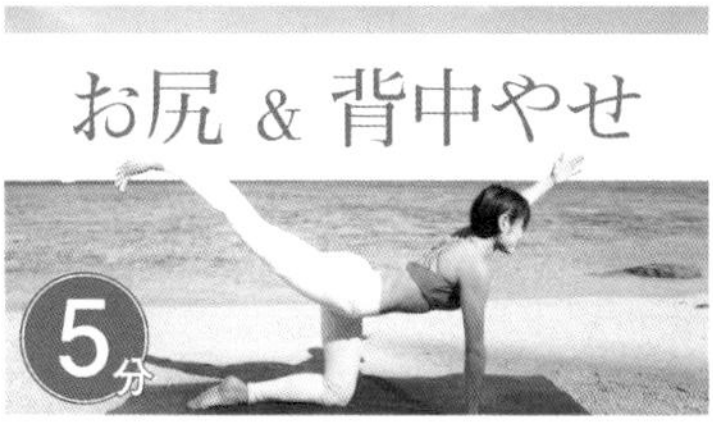

最短５分☆
かっこいいお尻と
ハミ肉のない
背中をつくる！

＃267／７分

３分体幹ボディメイク☆
背中もウエストも
引き締める！

＃71／５分

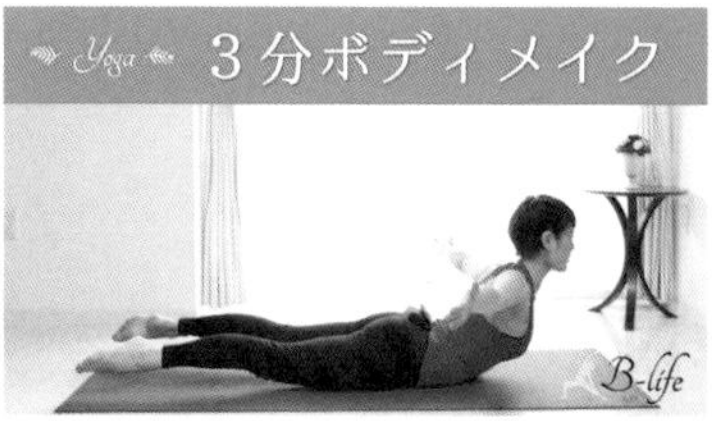

DAY

4

お尻

きゅっと上がった
丸いヒップに

▲
▲

動画はここから！

86〜91ページ
【1日5分で美しく引き締まる】魔法の美尻トレーニング！
＃350／11分

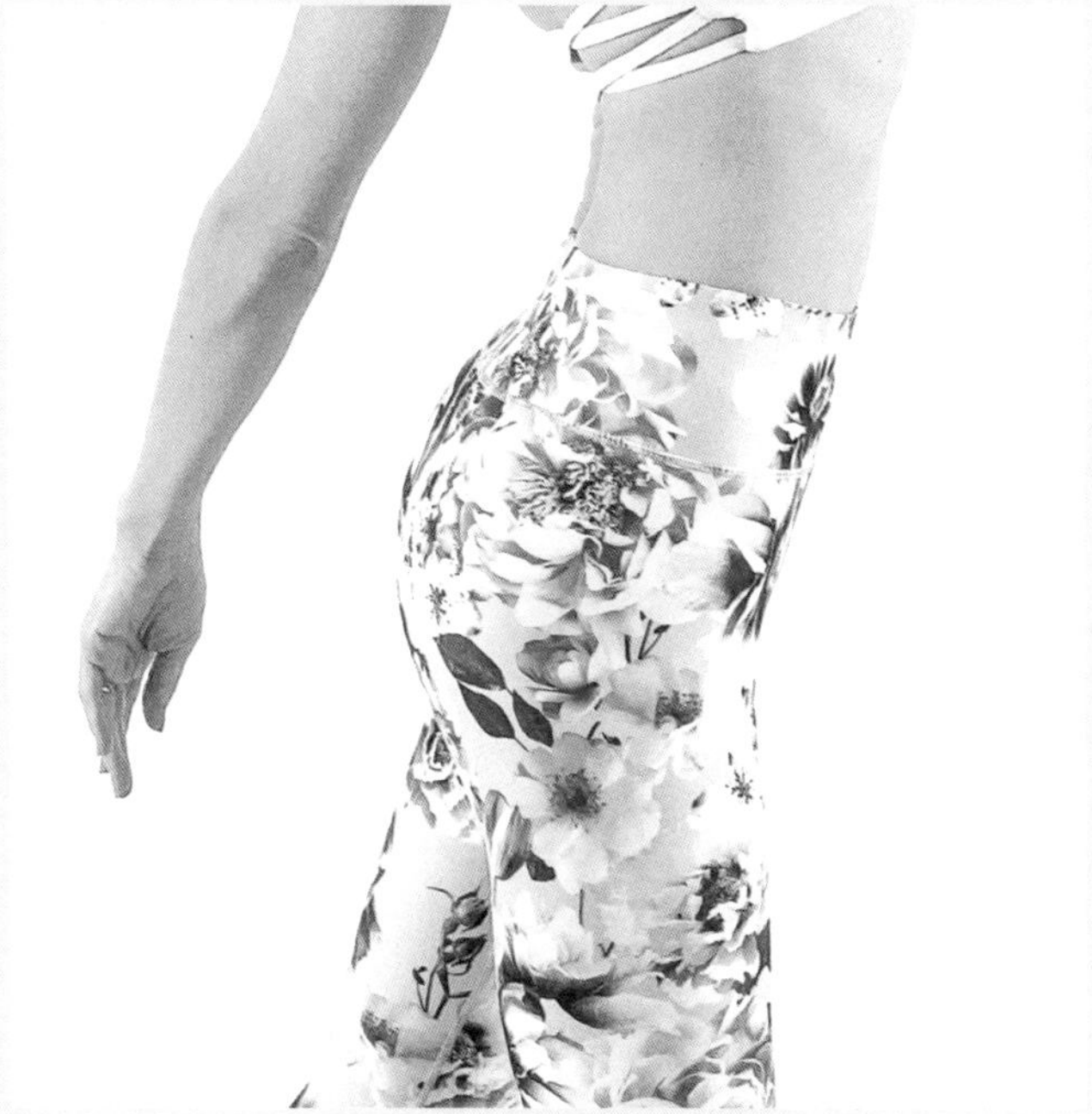

お尻の筋肉で一番大きいのは、全体的に覆っている大殿筋です。お尻の丸みを出すために欠かせない筋肉ですが、このプログラムでメインターゲットにしたいのは、次に大きい中殿筋です。

中殿筋はお尻の上側にあって、ヒップメイクの要になる筋肉です。ここを鍛えると、お尻を上から引っ張るようにヒップアップできます。

見た目には、お尻が持ち上がって、小さく引き締まって見えます。お尻に高さが出るので、脚長効果も期待できます。

お尻の筋肉は、脚と同じく大きな筋肉なので、鍛えると基礎代謝が上がります。また、腰や骨盤を支える役割があるので、腰痛や骨盤のゆがみが気になる人はしっかり鍛えましょう。

1. ヒップキック

もも裏のたるみも解消、美しい小尻に

1 四つばいになり、左脚を上げて水平に伸ばす。

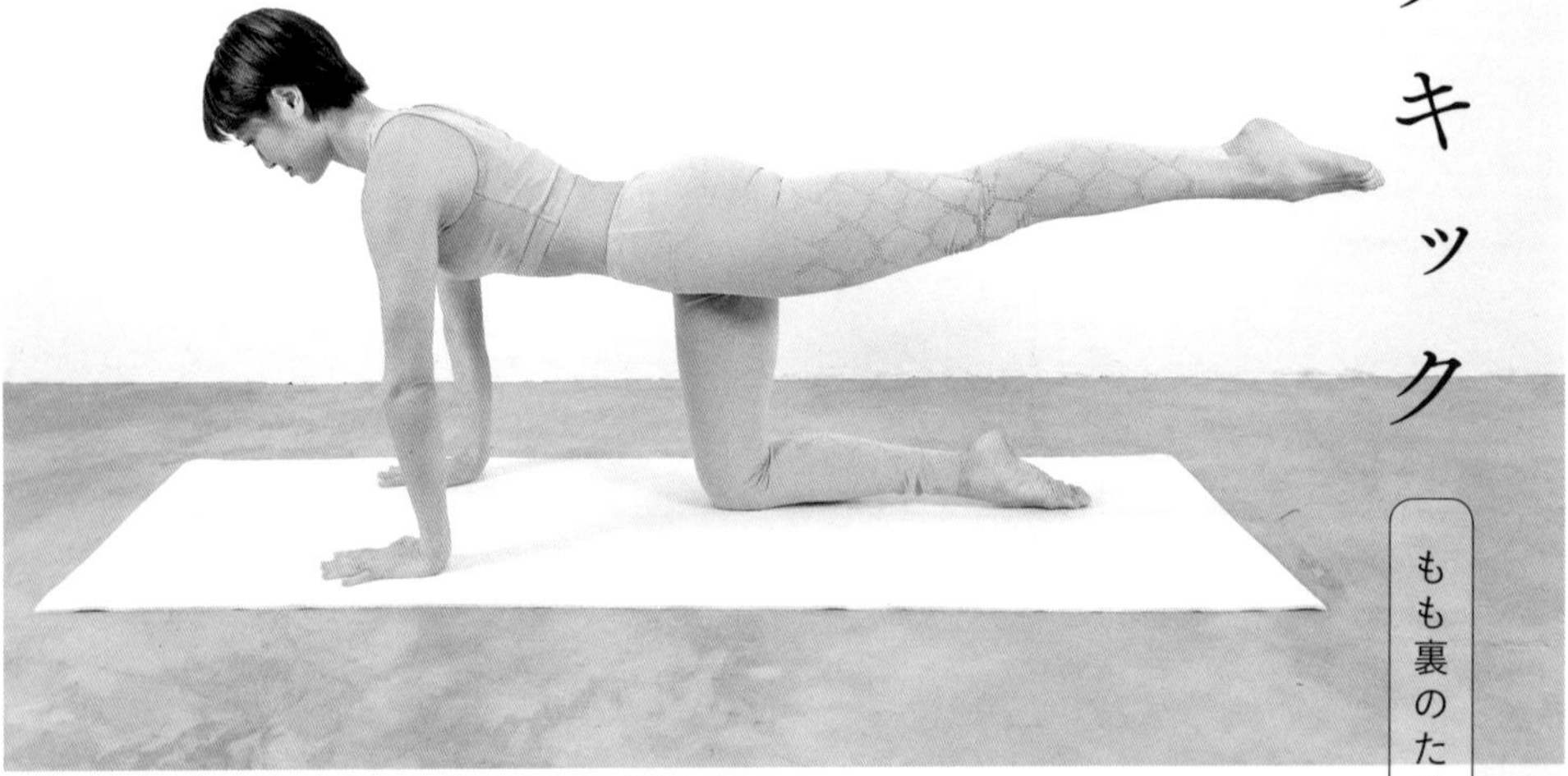

2 吐きながら左脚を10回小刻みに上げる。右脚でも同様に行う。

左右10回ずつ

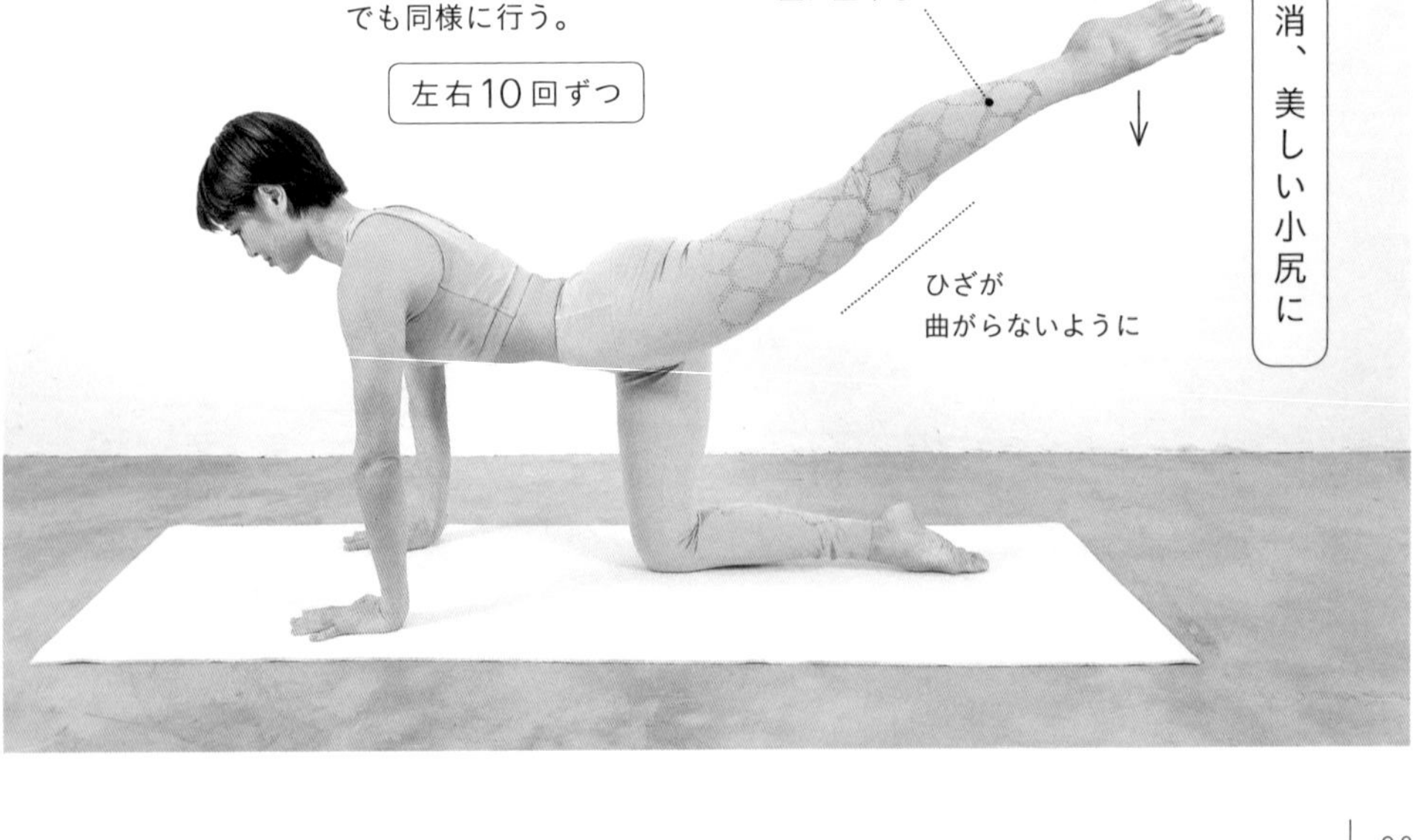

2. レッグワイパー

脱・四角いお尻！ 丸いお尻に

1 四つばいのまま、左脚を後ろに伸ばし、できるだけ高く上げる。

2 息を吐きながら、左脚を右のほうに交差して下げたら、左のつま先で床にタッチする。

start

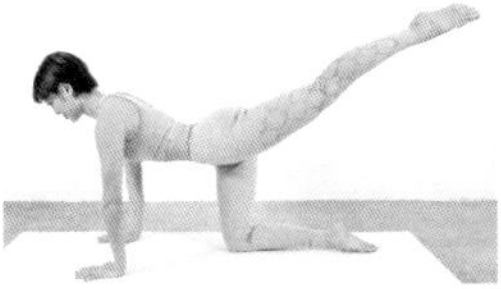

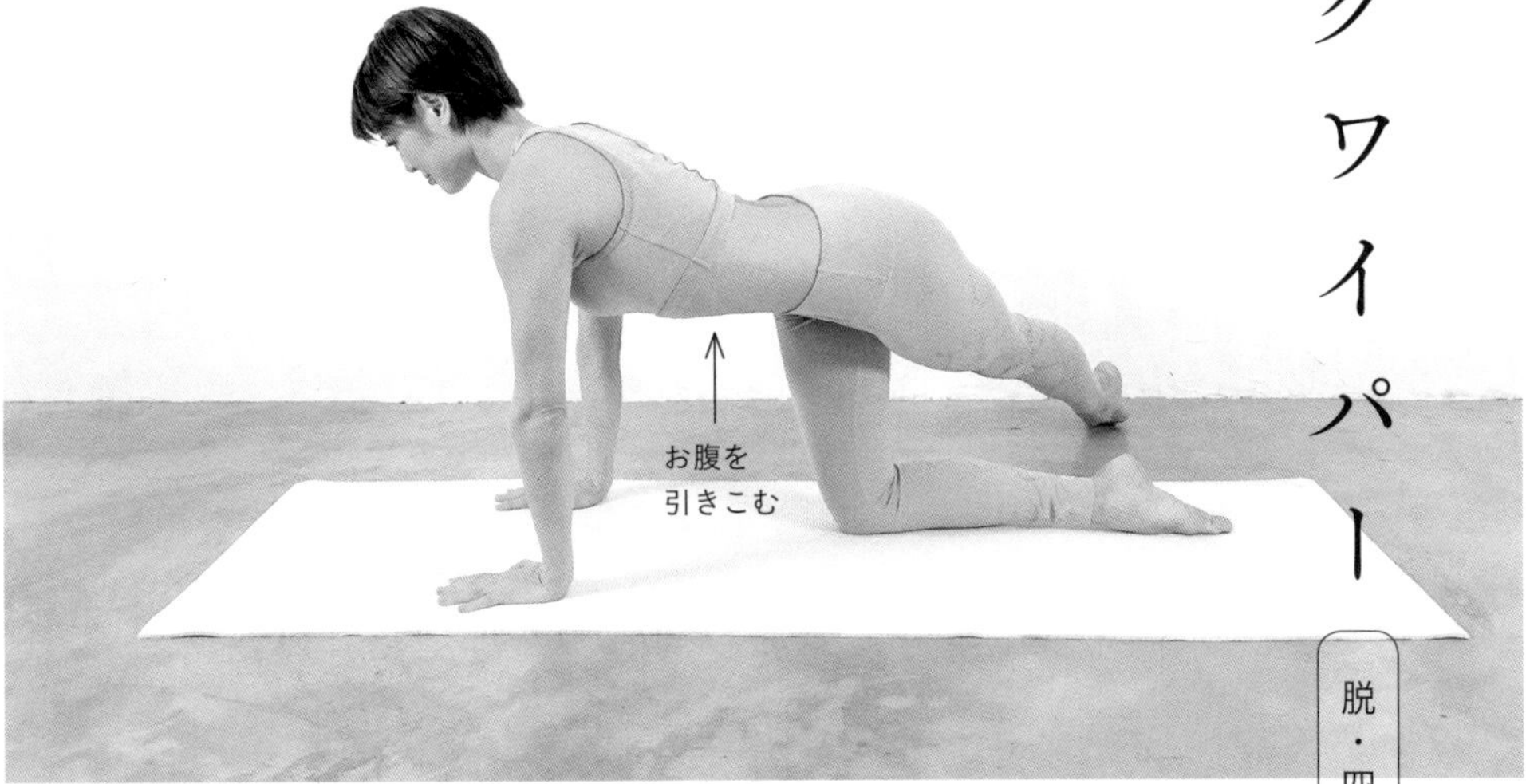

3
吸いながら左脚を高く上げ、吐きながら左横に開いて下げたら、つま先で床にタッチする。10回繰り返したら、右脚でも同様に行う。

左右10回ずつ

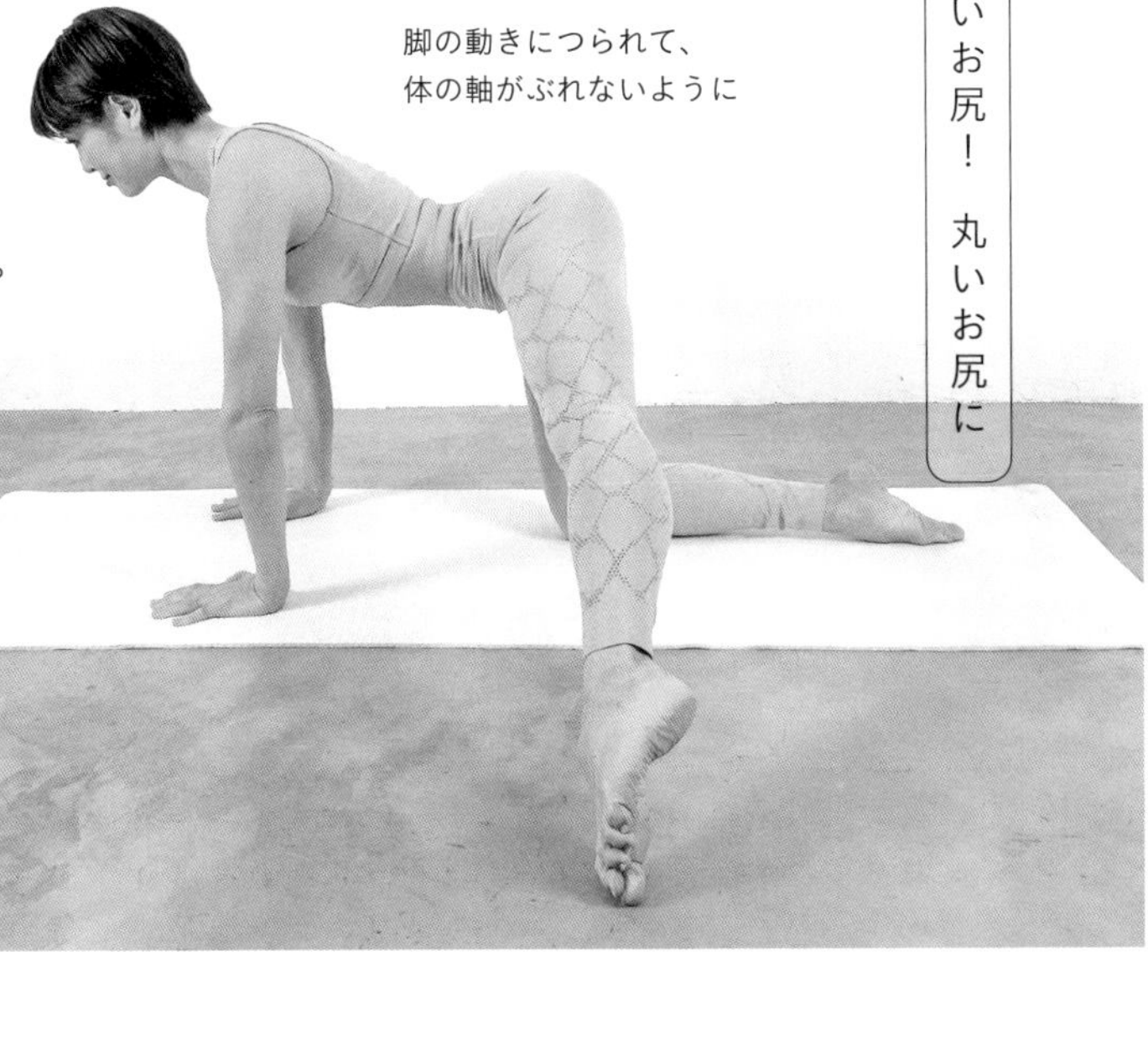

3. クラムレッグストレッチ

臀筋をまんべんなく鍛え、脚のむくみもすっきり

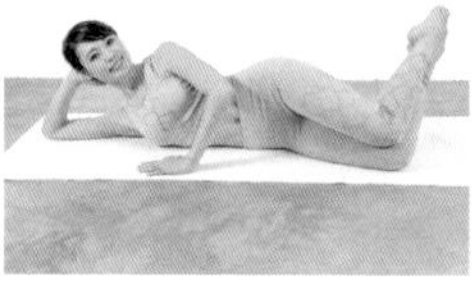

1　右半身を下にして横向きに寝て、右ひじを床について手で頭を支える。ひざを直角ぐらいに曲げて揃え、つま先を上げる。

2　息を吐きながら、左ひざを上げて開く。脚でひし形をつくるイメージ。

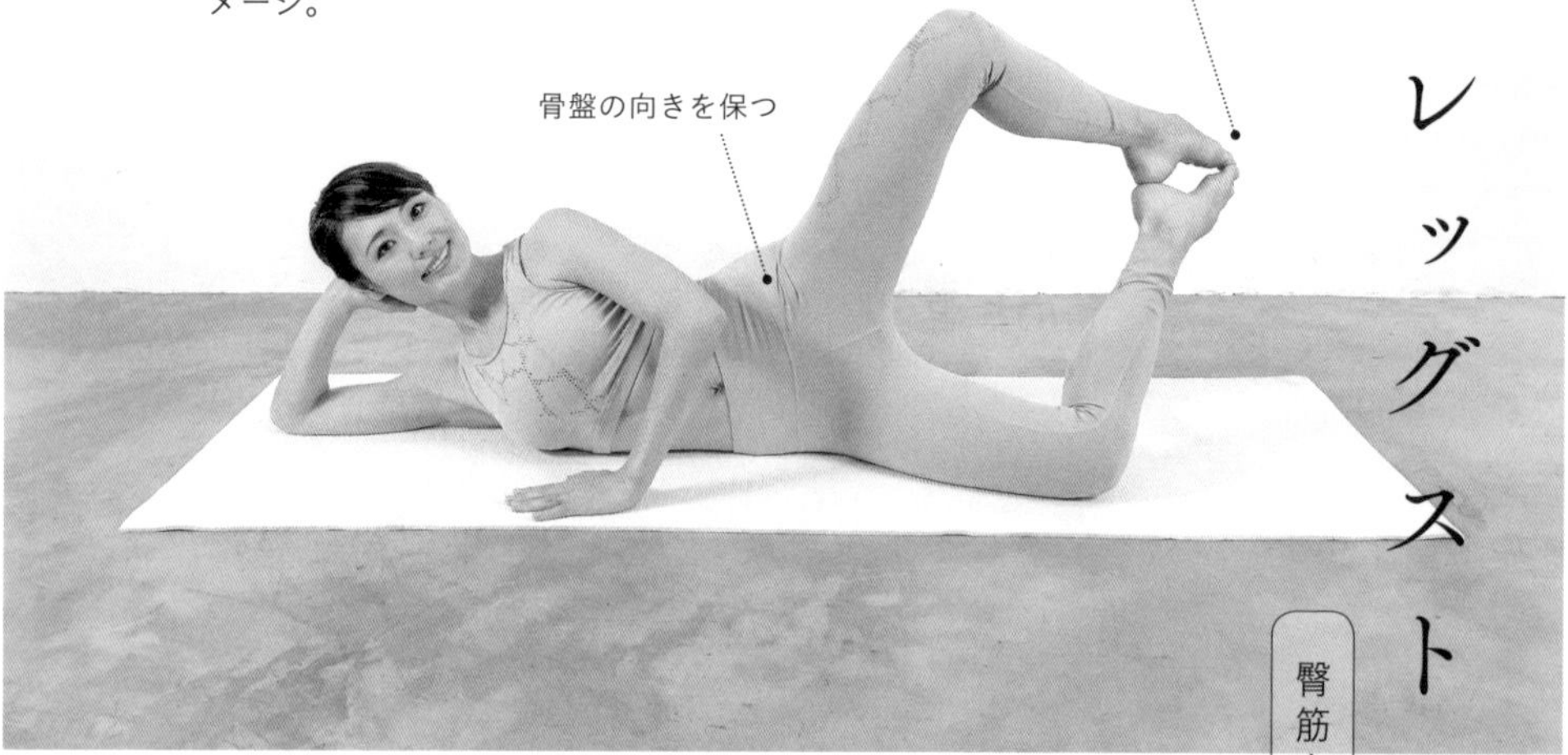

3　息を吸いながら、左脚を斜め上にまっすぐ伸ばす。再びひざを曲げてつま先をつけ、元の姿勢に戻る。これを10回繰り返したら、体の向きを変えて右脚でも同様に行う。

左右10回ずつ

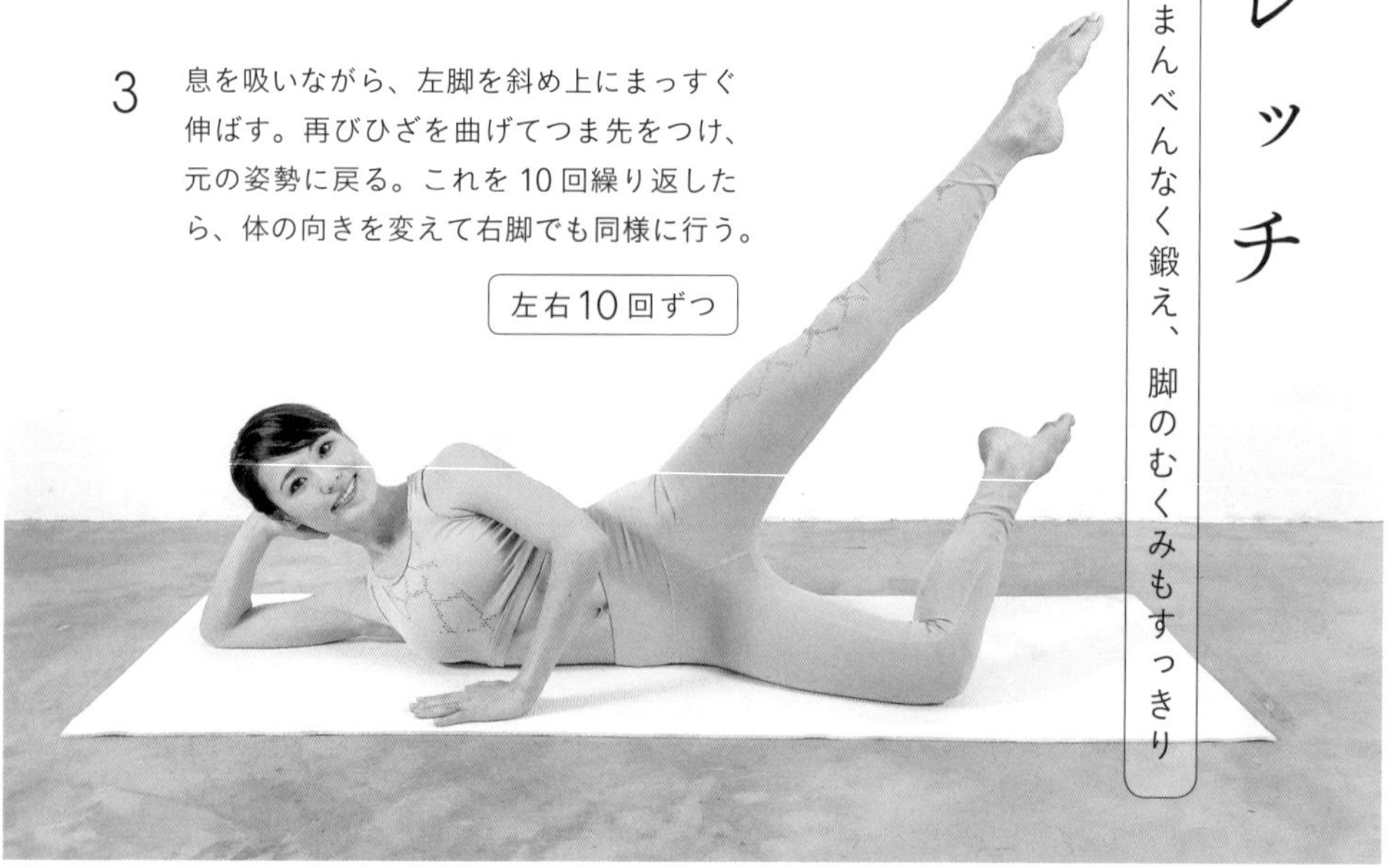

4. フロッグリフト

さらに臀筋を鍛え抜き、ヒップアップ！

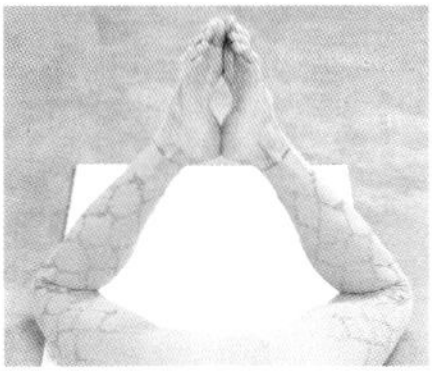

1 うつ伏せに寝て、両手を重ねておでこの下に敷く。ひざを開いて、左右のかかとをつける。脚でひし形を作るイメージ。

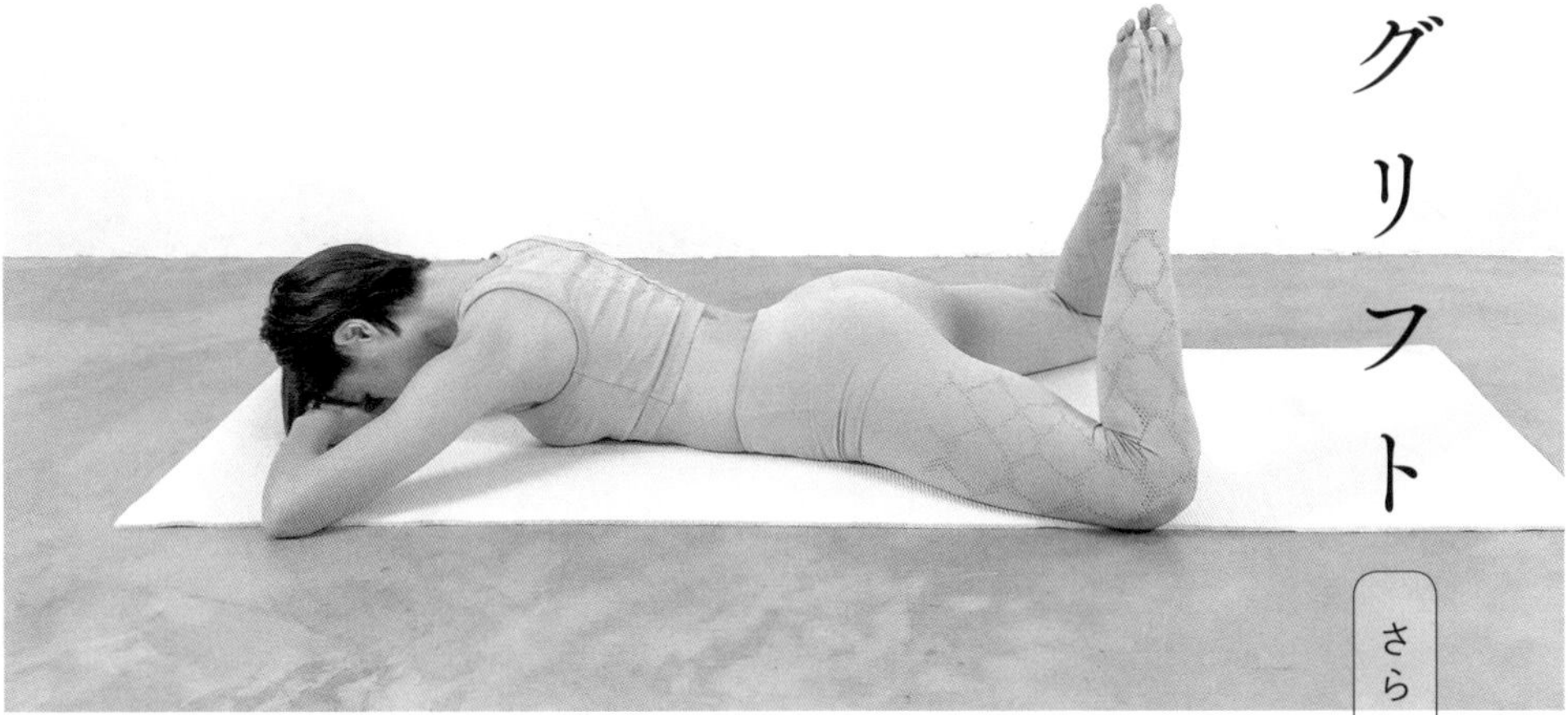

2 息を吐きながら、ひし形にした脚を上げる。吸いながら下げ、これを10回繰り返す。最後は上げた状態で、もうダメ！というところまでキープする。

10回

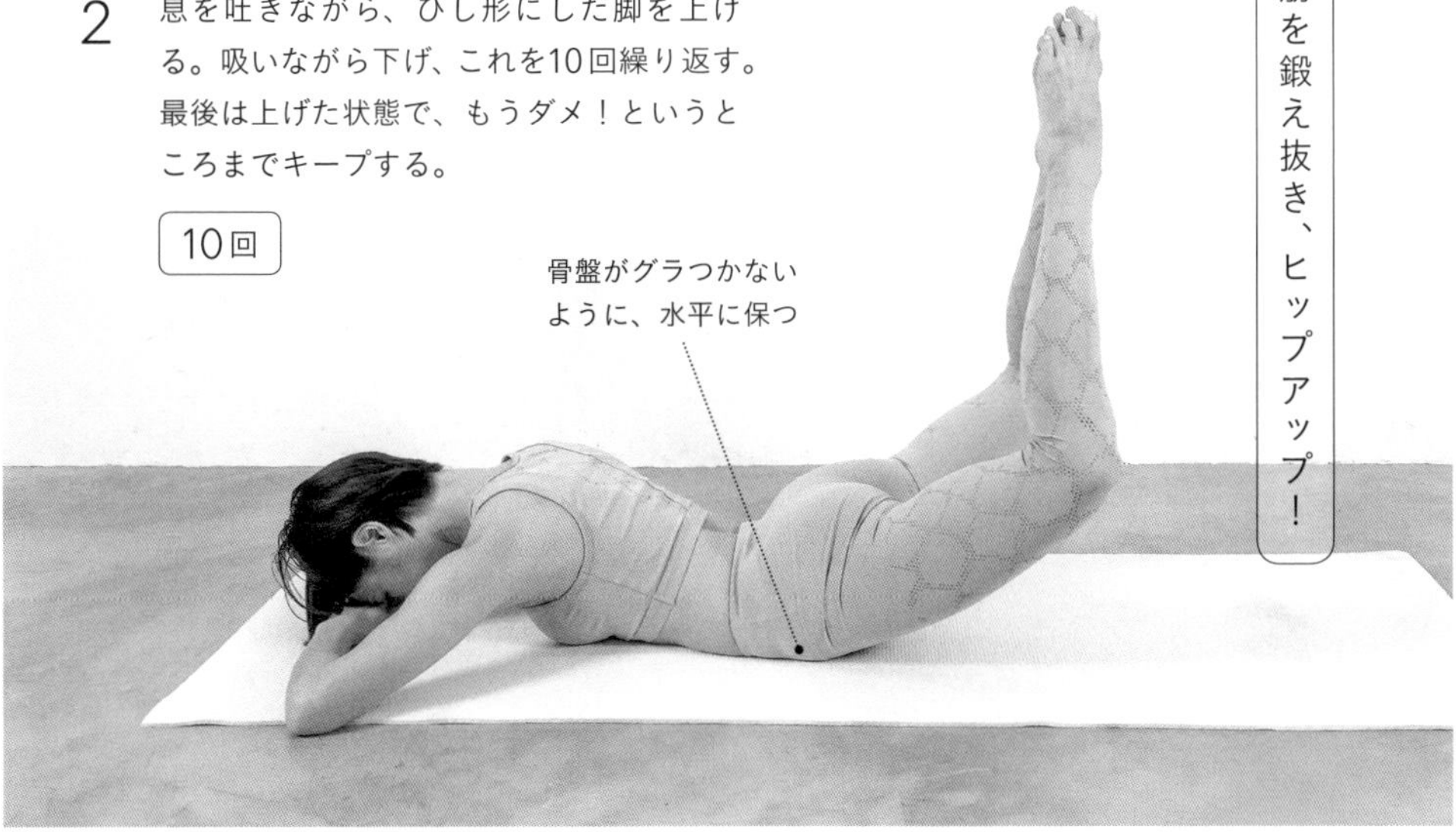

5. レッグプルサークル

お尻メソッドの
ラストスパート！
抜群の
ヒップアップ効果

start

1 右手と右ひざを床につく。左手を天井のほうに上げ、左脚を横に水平に伸ばす。

2 息を吐きながら、左脚を後ろに引いてお尻を締める。

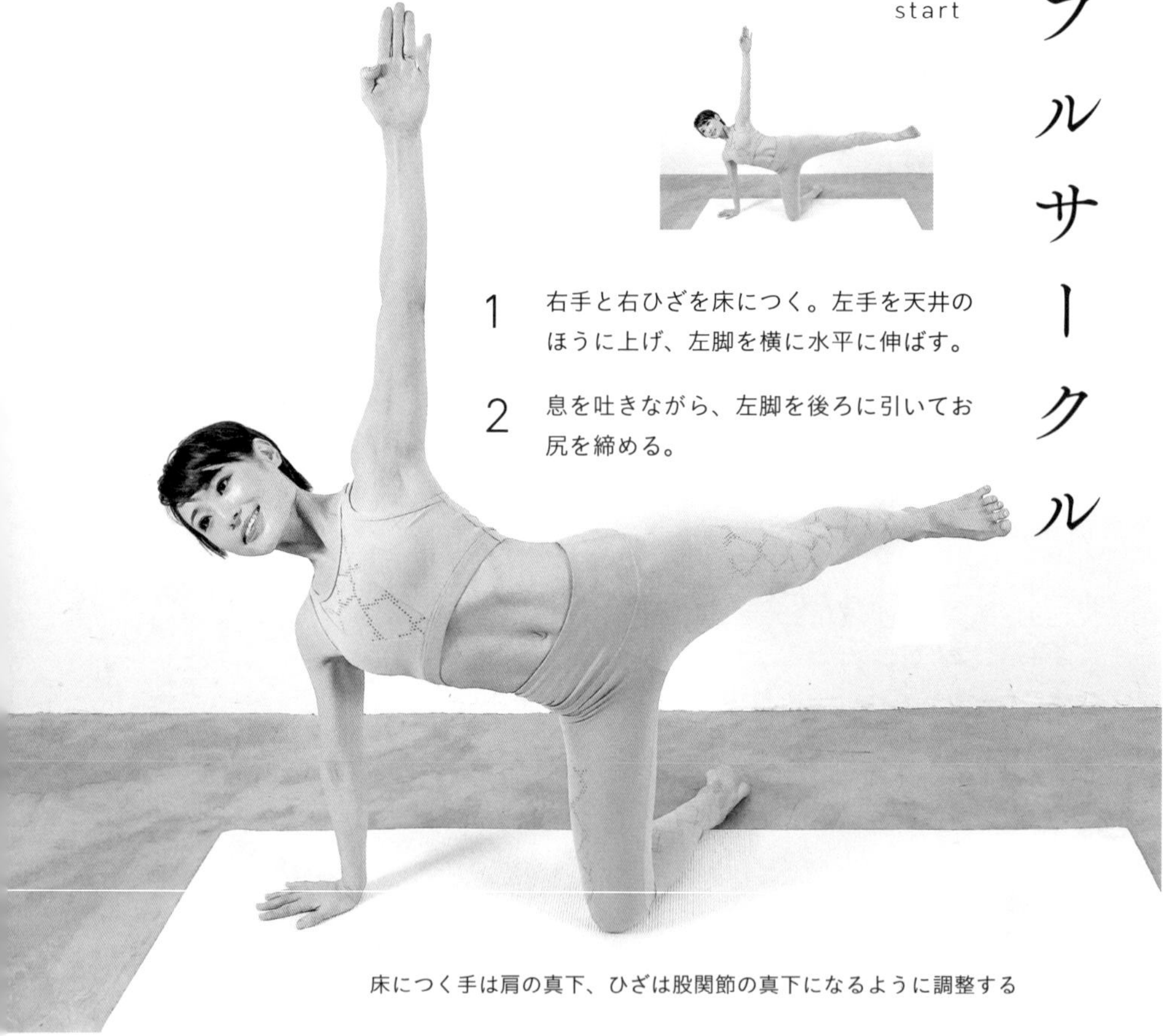

床につく手は肩の真下、ひざは股関節の真下になるように調整する

3　吸いながら、左脚を下側に回して元の位置に戻す。10回繰り返したら、頭の向きを変えて右脚でも同様に行う。

左右10回ずつ

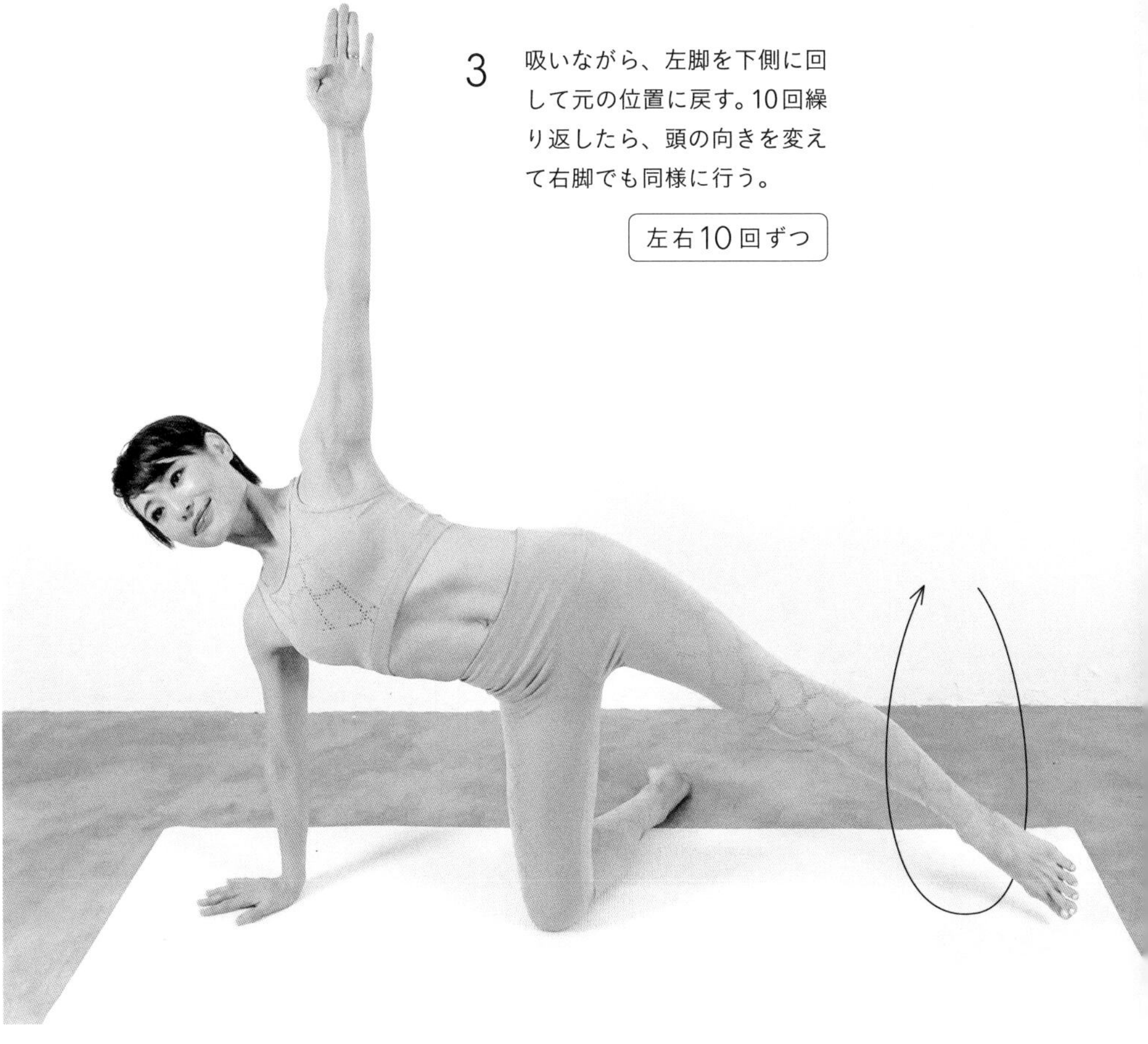

Check!

座っている時間が長いと、
股関節まわりの筋肉が固まりがちになり、
お尻のたるみにつながります。
お尻の筋肉がうまく使えるようになると、
たるみが解消して美尻になるだけでなく、
たくさん歩いても疲れにくい体に。

Before　月　日　ヒップ　cm

After　月　日　ヒップ　cm

目標	cm

week
1

week
2

week
3

week
4

お尻に効くオススメ動画

たるんだヒップもみるみるアップ！
大殿筋と中殿筋を鍛えて重力に負けない美尻づくりを。
QRコードからYouTubeの動画にとべます。＃の動画番号で検索もできます。

初級

お腹とお尻を
同時に引き締める
サーキットトレーニング☆

＃122／5分

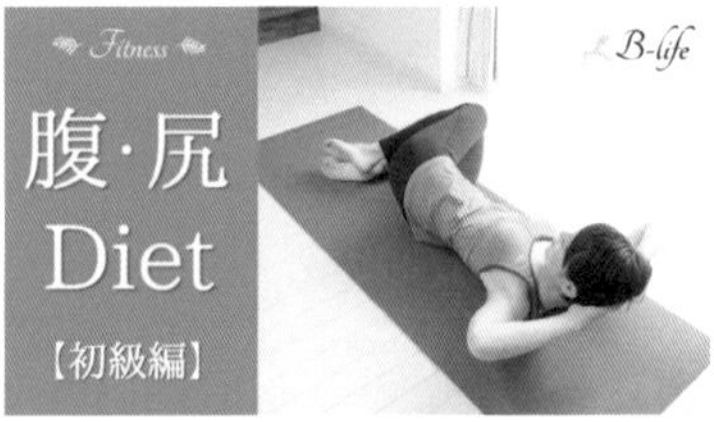

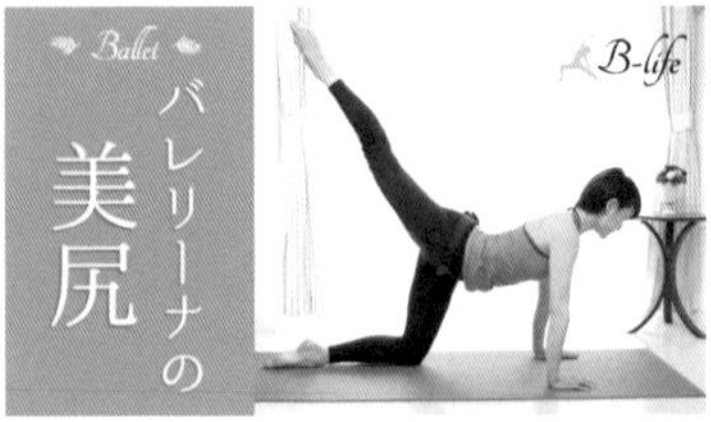

お尻を
ワンサイズ小さくする！
簡単バレエ
エクササイズ☆

＃99／8分

上向きヒップをつくる☆
かんたん美尻
エクササイズ！

＃197／8分

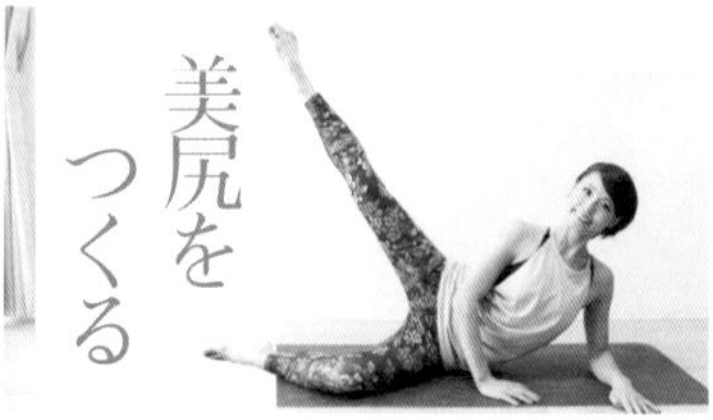

中級

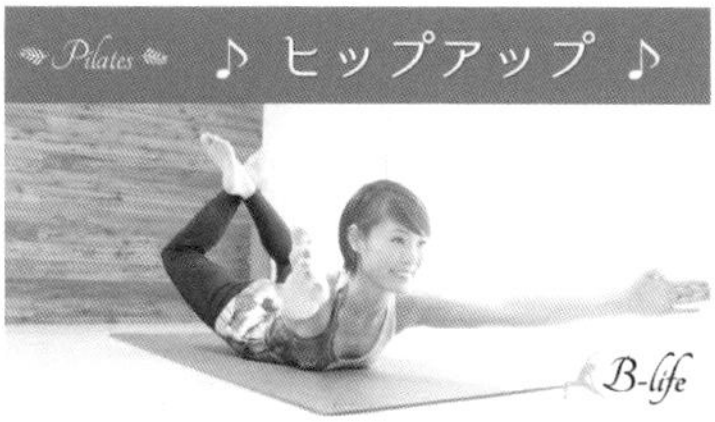

背中とお尻を引き締める☆
ダイエット効果を高める
リズムピラティス☆

＃136／7分

お腹とお尻を
同時に引き締める
サーキットトレーニング☆
【中級編】

＃126／8分

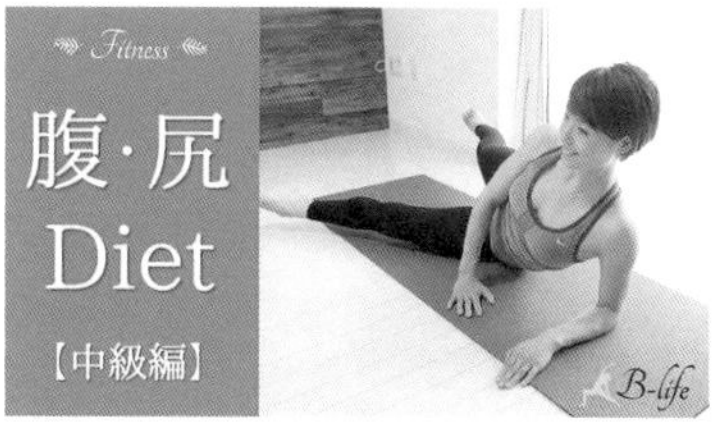

上級

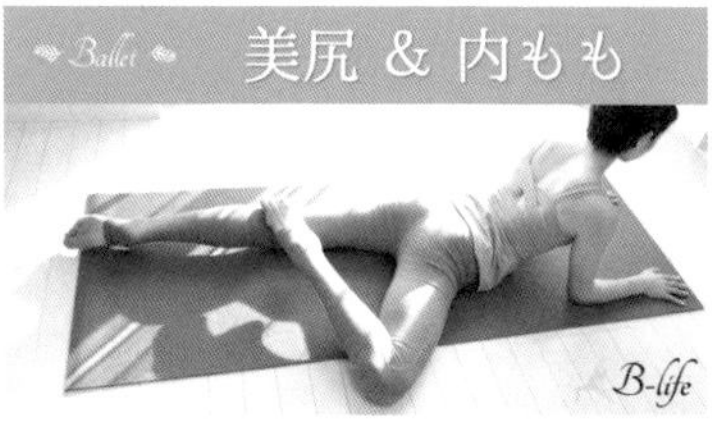

お尻と内ももを
引き締める！
美脚
バレエワークアウト☆

＃175／8分

お腹とお尻を
同時に引き締める
サーキットトレーニング☆
【上級編】

＃129／11分

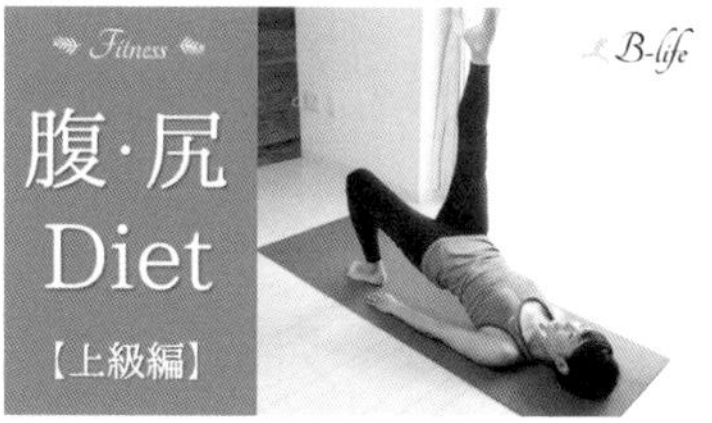

DAY

5

ウエスト

くびれくっきり
念願の
メリハリボディへ

▲
▲

動画はここから!

98〜103ページ
【1日5分で美しく引き締まる】魔法のくびれトレーニング!
#351／9分

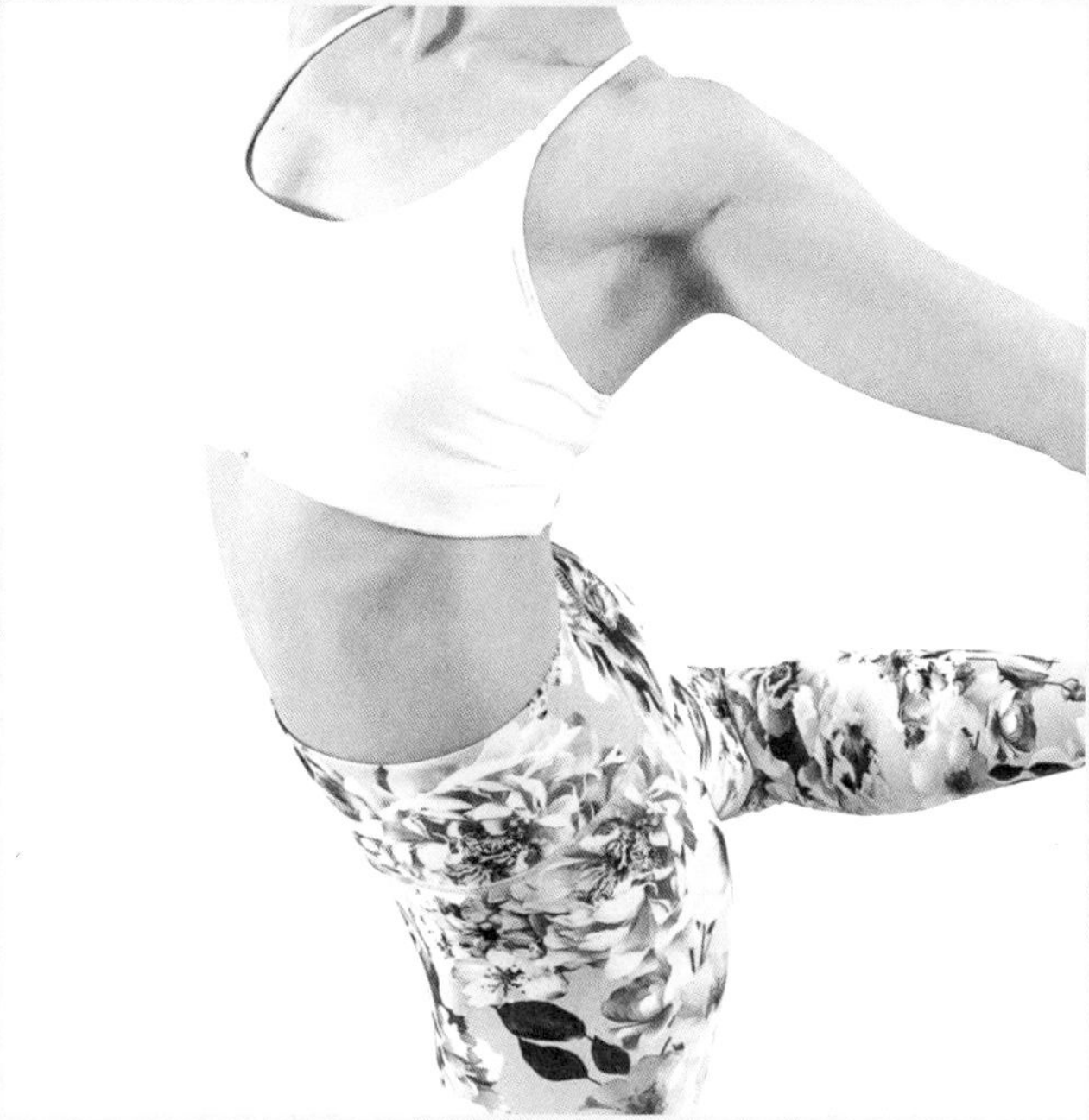

女性らしいボディラインで真っ先にイメージするのは、ウエストのくびれでしょう。バストとヒップのラインより引き締まってるのが理想ですよね。そんなメリハリを手にするために鍛えたいのは、脇腹にある腹斜筋です。

腹斜筋は、表層にある外腹斜筋と、その下の深層にある内腹斜筋の2つあります。両方とも肋骨から骨盤にかけて斜めについていて、体を左右にひねったり、真横に曲げる動きで使います。この動きも日常動作で少ないため、どうしても肉がつきやすくなります。

このプログラムは、インナーマッスルの腹横筋にもかなり効きます。腹横筋の別名は〝コルセット筋〟。腰まわりのラインまで引き締まります。

1. スパインツイスト

腹斜筋を鍛えて
わき腹の
ぜい肉を撃退

1 あお向けに寝て、両手を左右に開く。脚を揃えて上げてひざを直角にする。

2 息を吸いながら、脚を左側に倒す。吐きながら元に戻し、再び吸いながら脚を右側に倒す。これを4回繰り返す。

4回

start

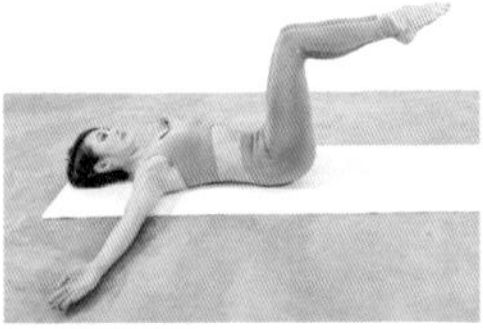

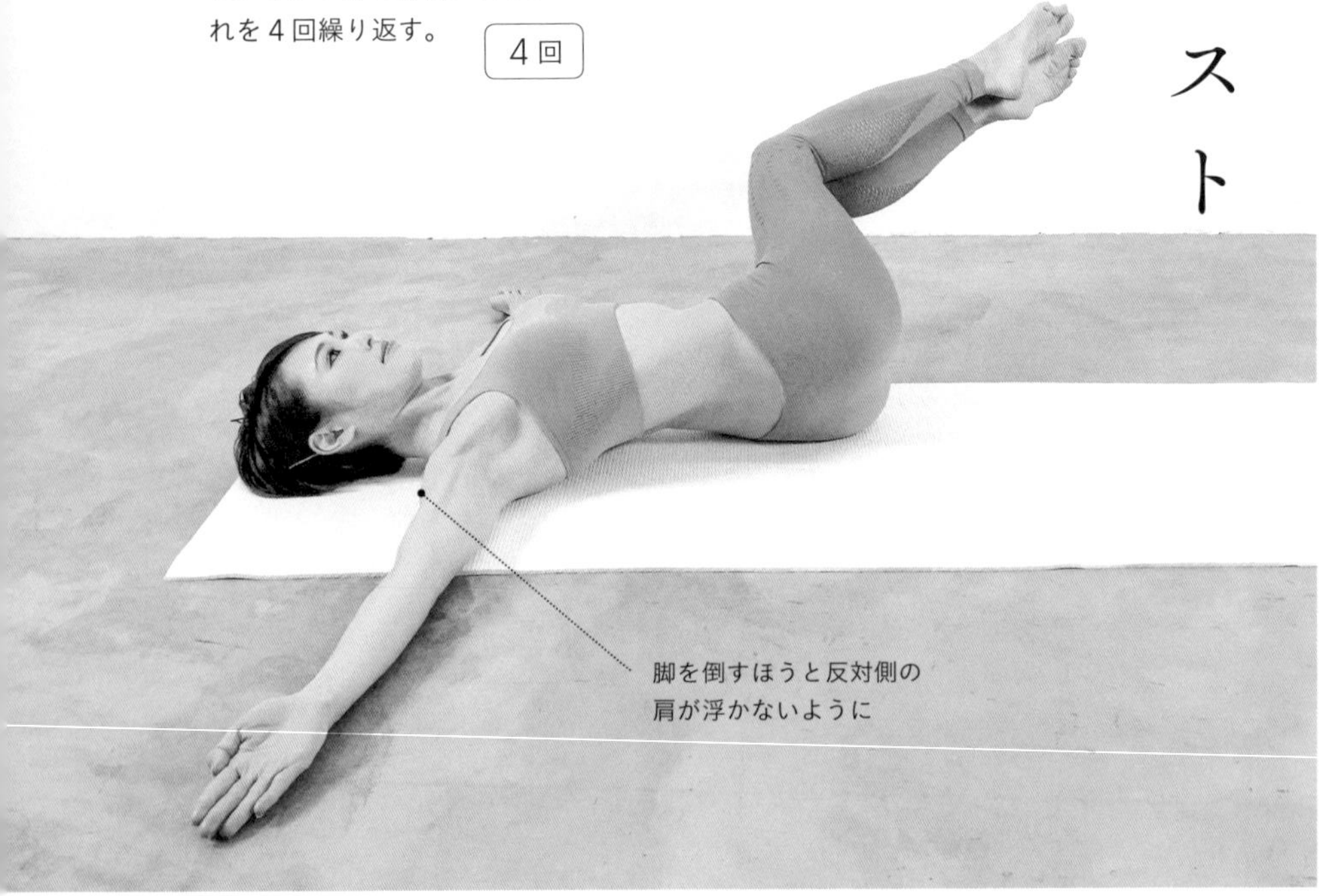

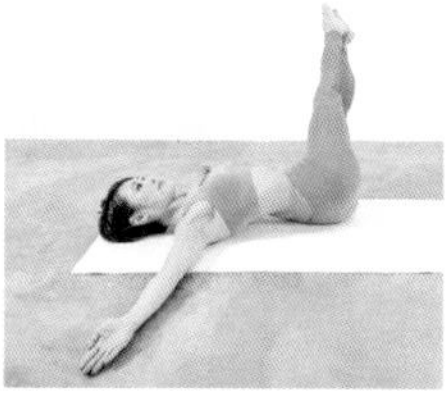

3　今度は、2から、吐きながら脚を伸ばす。

4　脚を伸ばしたまま真ん中に戻し、ひざを曲げて元の姿勢に戻る。再び吸いながら脚を右側に倒し、吐きながら脚を伸ばしたら、伸ばしたまま真ん中に戻してひざを曲げる。これを4回繰り返す。

4回

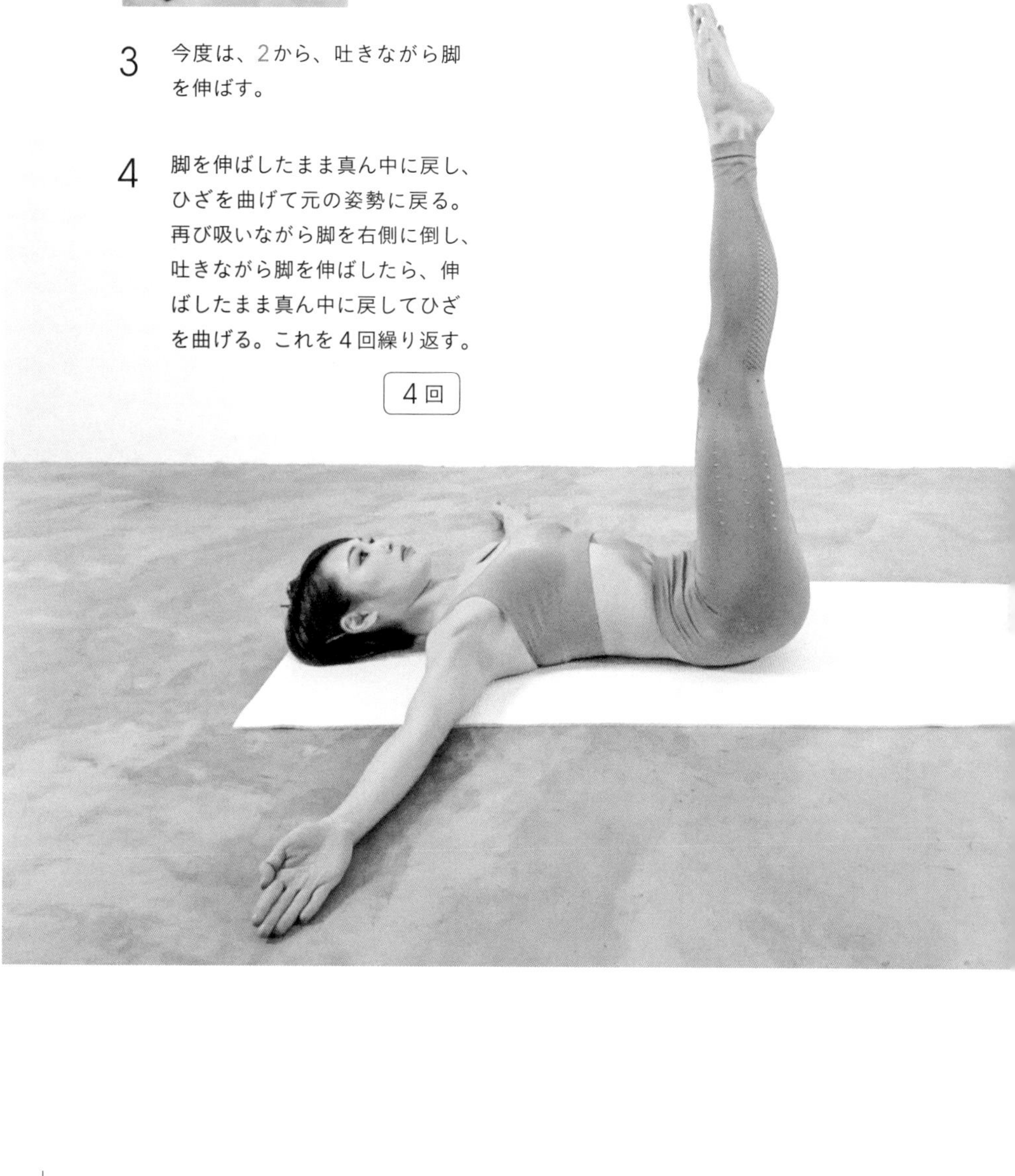

2. クロスタッチ

お腹をダイナミックにひねって、くっきりとしたくびれに

1 あお向けのまま、左手は頭上に伸ばし、右手は頭の下に敷く。左脚は直角に曲げ、右脚は伸ばす。

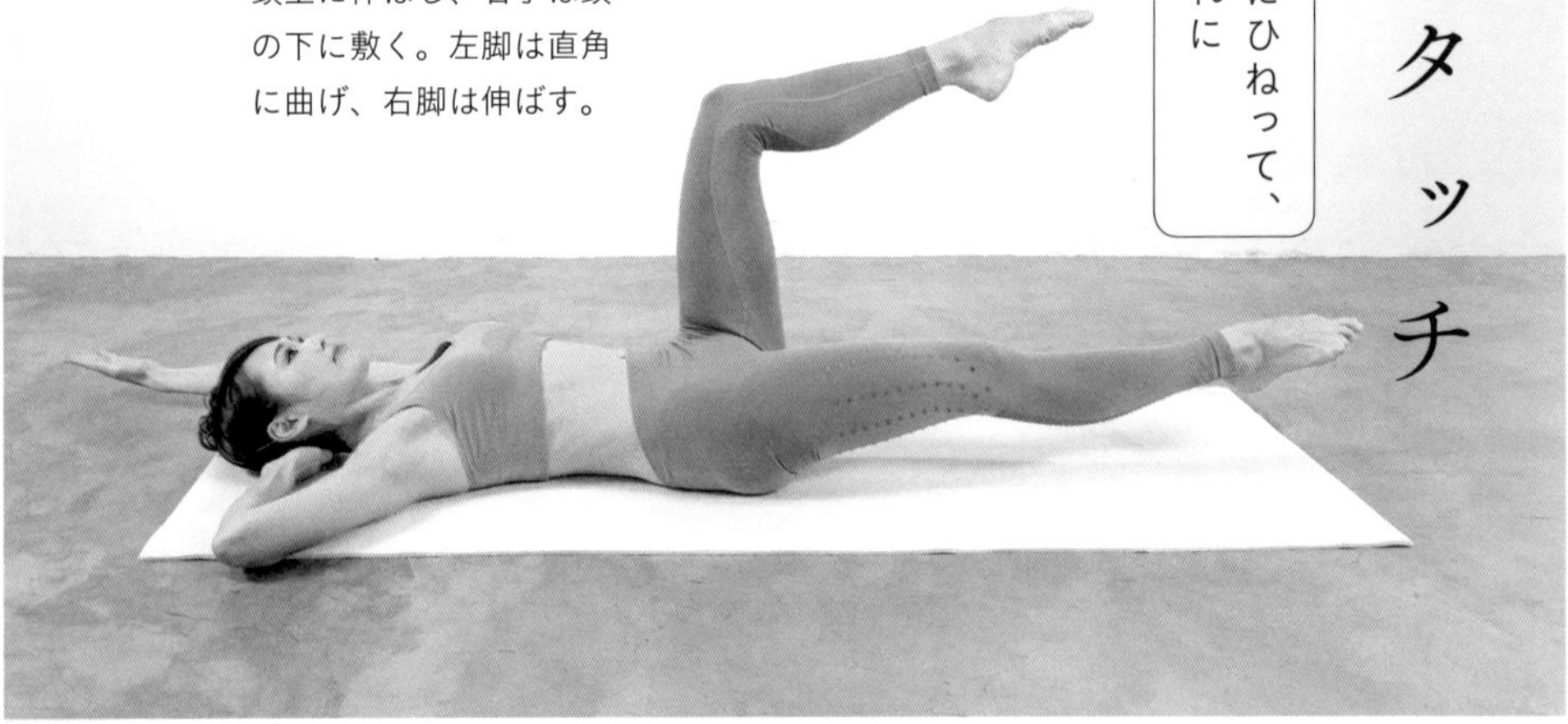

2 息を吐きながら、ウエストをひねって左手と右脚を上げてタッチする。これを10回繰り返したら、手脚を入れ替えて反対側も同様に行う。

左右10回ずつ

easy

キツい人は、曲げる脚を床につけて行ってもOK。

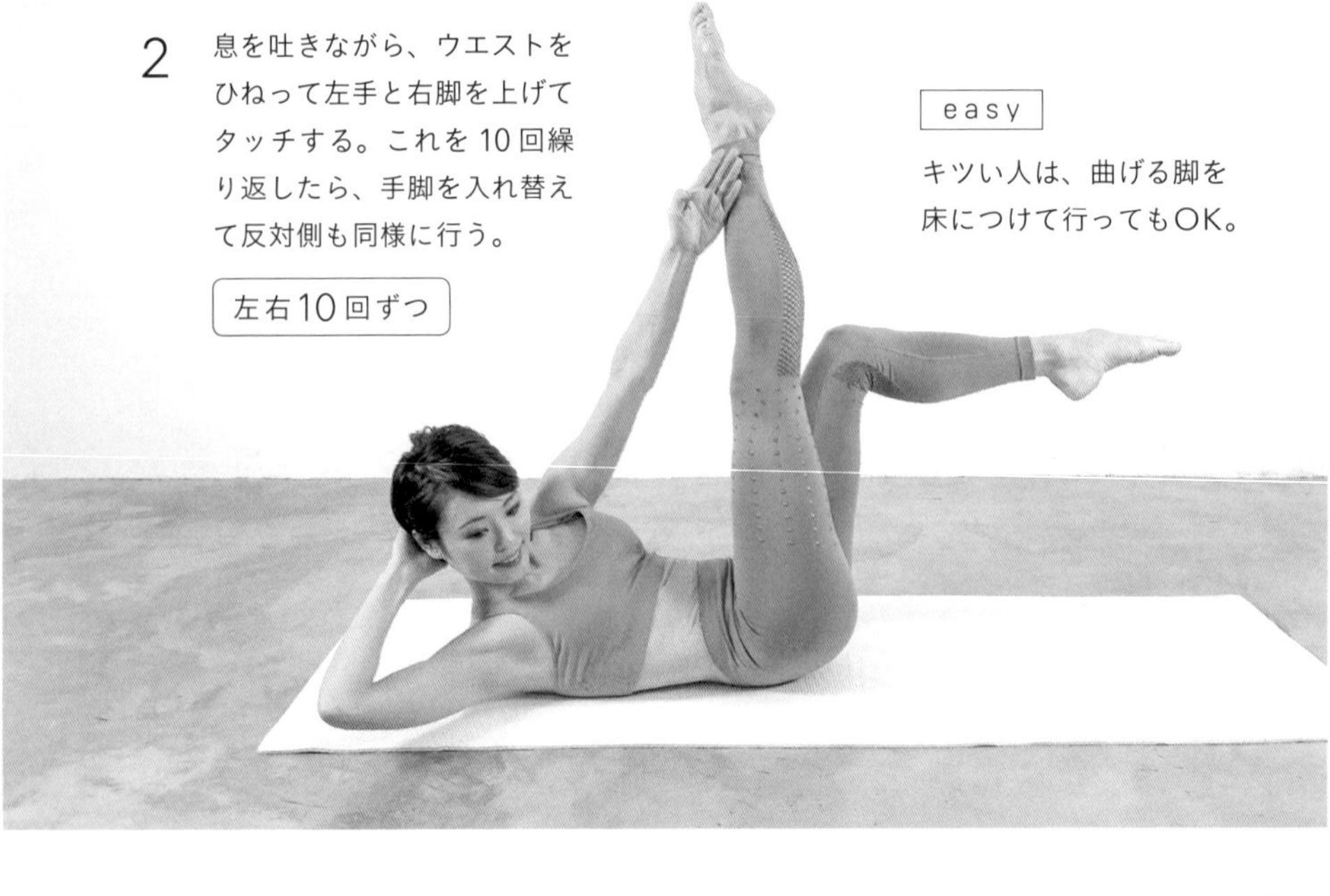

3. ロシアンツイスト

極限までひねって腹斜筋、腹直筋を鍛える！

1　いったん体育座りをして、足を腰幅に開き、上半身を後ろに45度ぐらい傾ける。両手は胸の前で組む。

2　息を吐きながら、ウエストを右側にひねる。

start

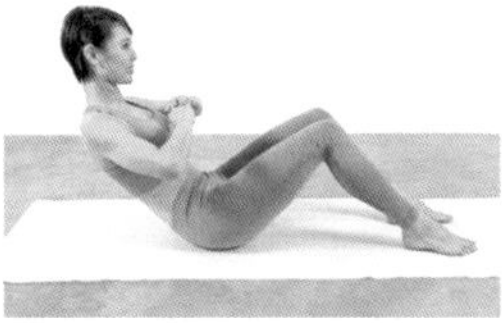

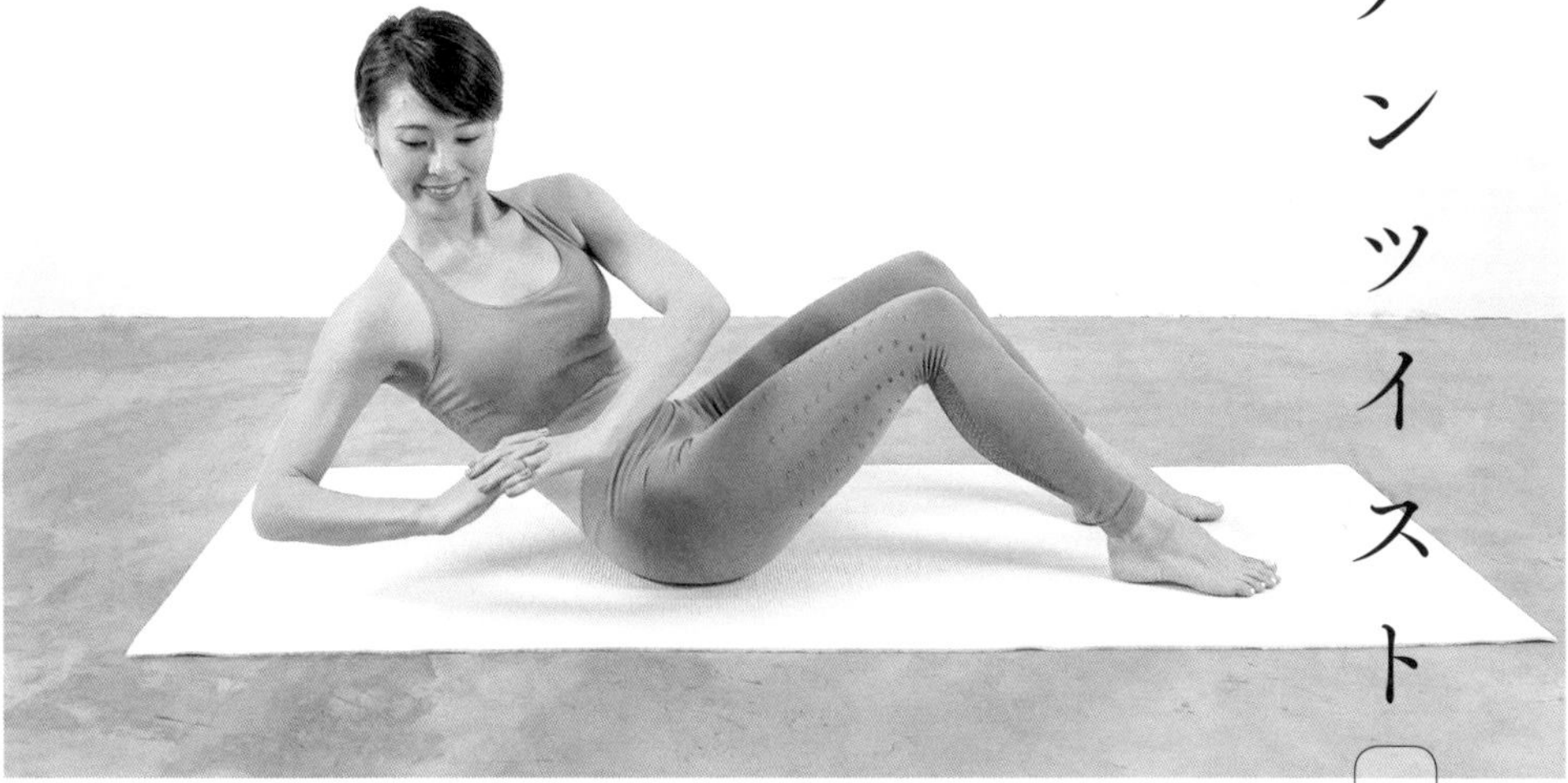

3　吐きながら、ウエストを左側にひねる。これを20回繰り返す。

20回

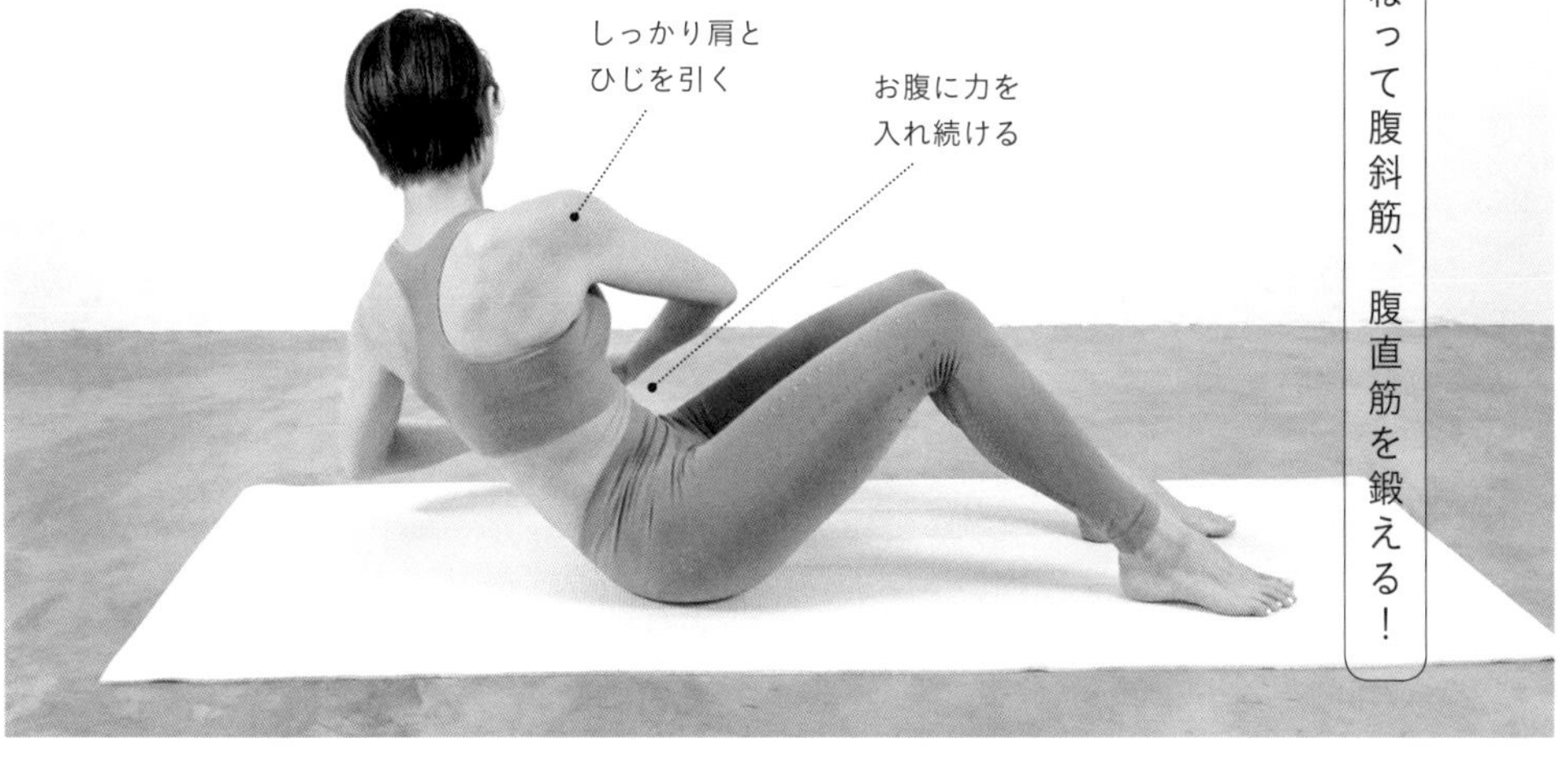

4. サイド＆ベンド（側屈）

ウエストがよりシャープにくびれる

start

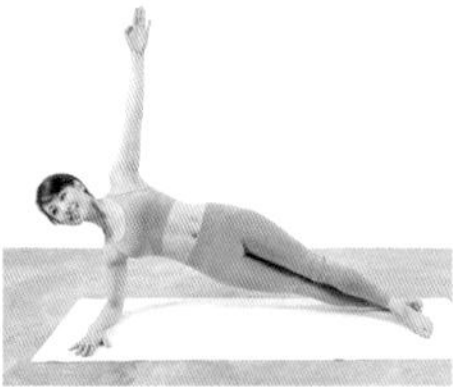

1　右半身を下にして横向きになって、右ひじをつき、脚を伸ばす。左手を天井のほうに上げて、体を持ち上げる。

2　息を吐きながら、左手で半円を描くように頭上のほうに伸ばす。

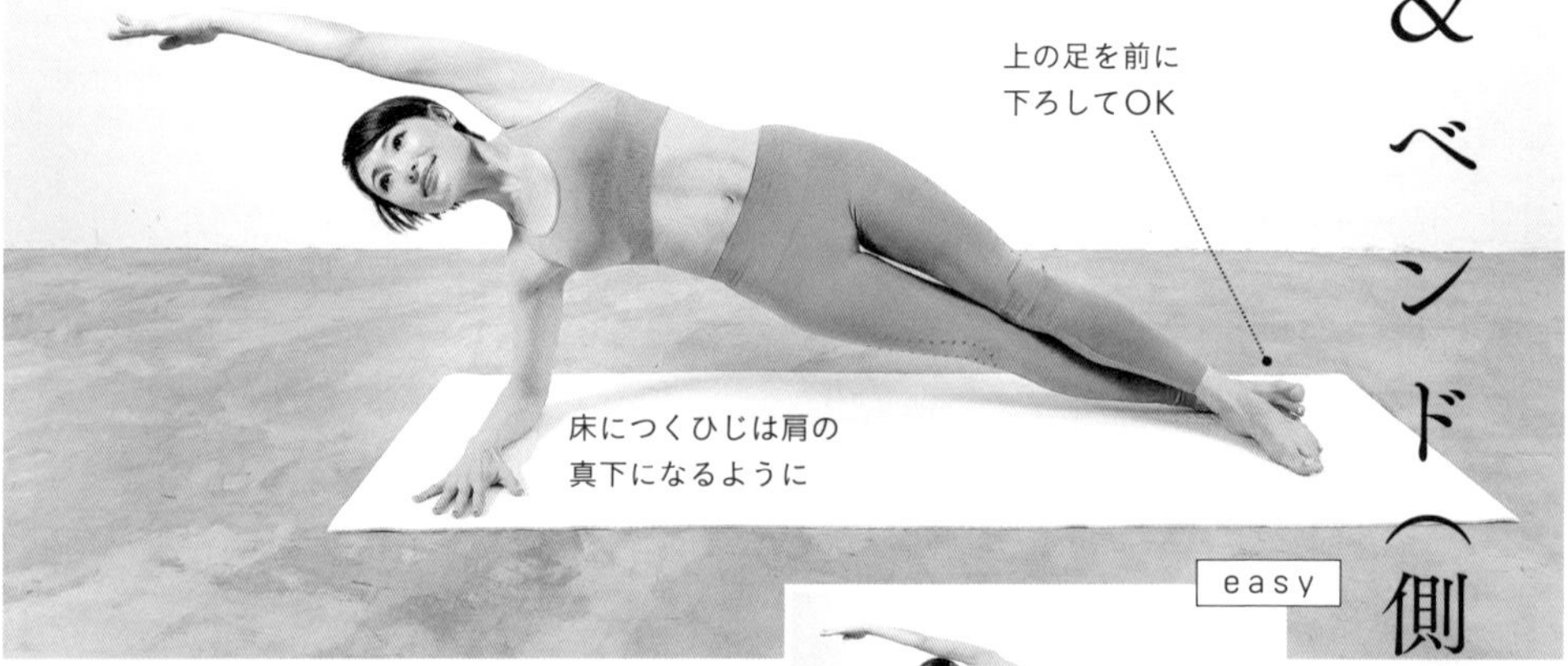

easy

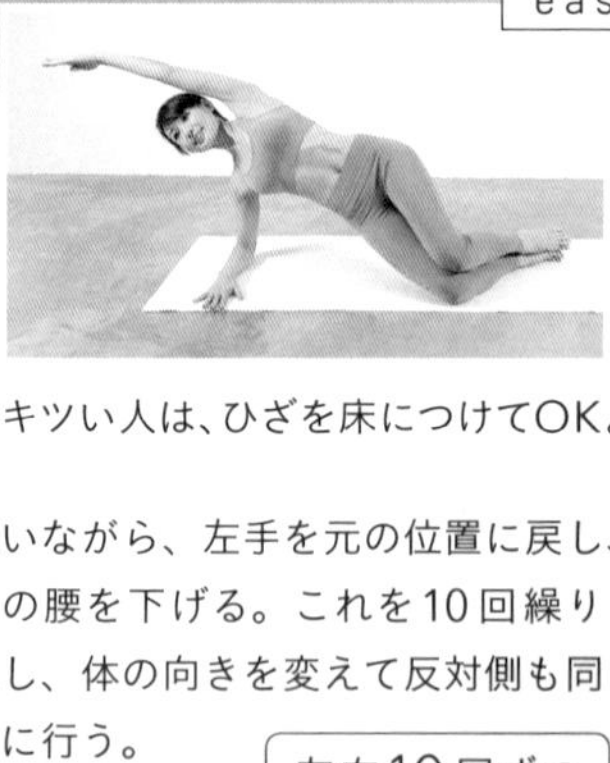

キツい人は、ひざを床につけてOK。

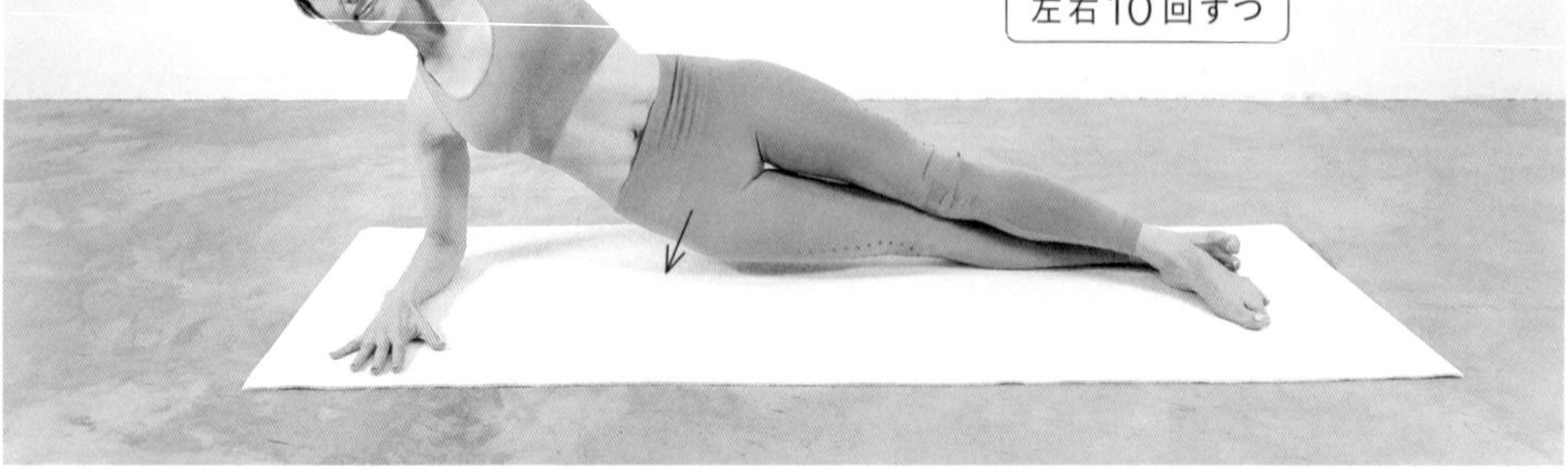

3　吸いながら、左手を元の位置に戻し、右の腰を下げる。これを10回繰り返し、体の向きを変えて反対側も同様に行う。

左右10回ずつ

5. ダブルスパイダーマンプランク

最後まで腹斜筋をいじめ抜く！

1　腕立て伏せをするときのように、両手とつま先を床について体をまっすぐに支える。

お腹が落ちないようにして、体を一直線に保つ

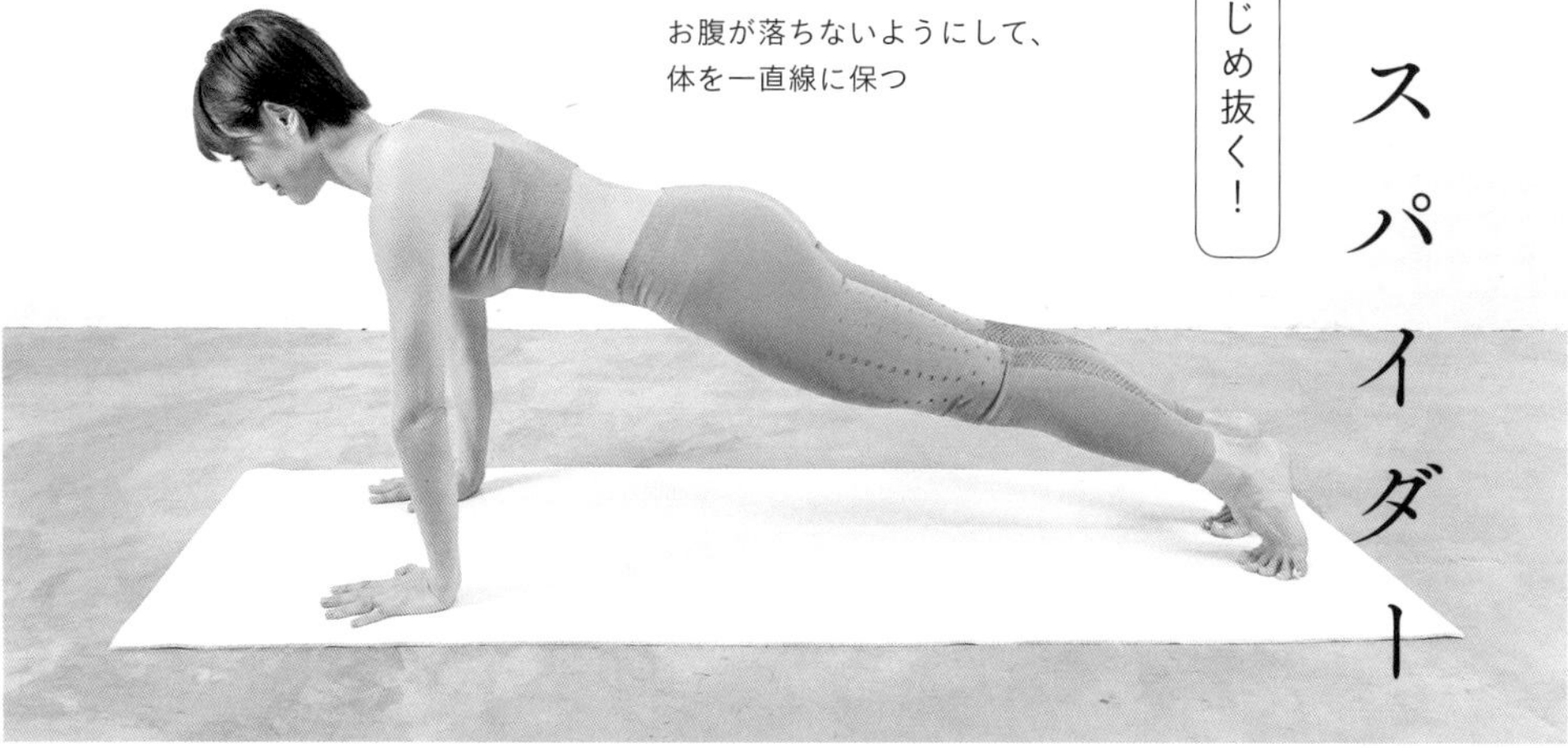

2　息を吐きながら左脚を曲げて、左ひざを左ひじに近づける。吸いながら元の姿勢に戻り、もう1回同じ動きを繰り返す。

3　再び吐きながら右脚を曲げて、右ひざを右ひじに近づける。吸いながら元の姿勢に戻り、もう1回繰り返す。この2回で1セットの動きを4回ずつ繰り返す。

4セット

目線は曲げる脚のほうに向ける

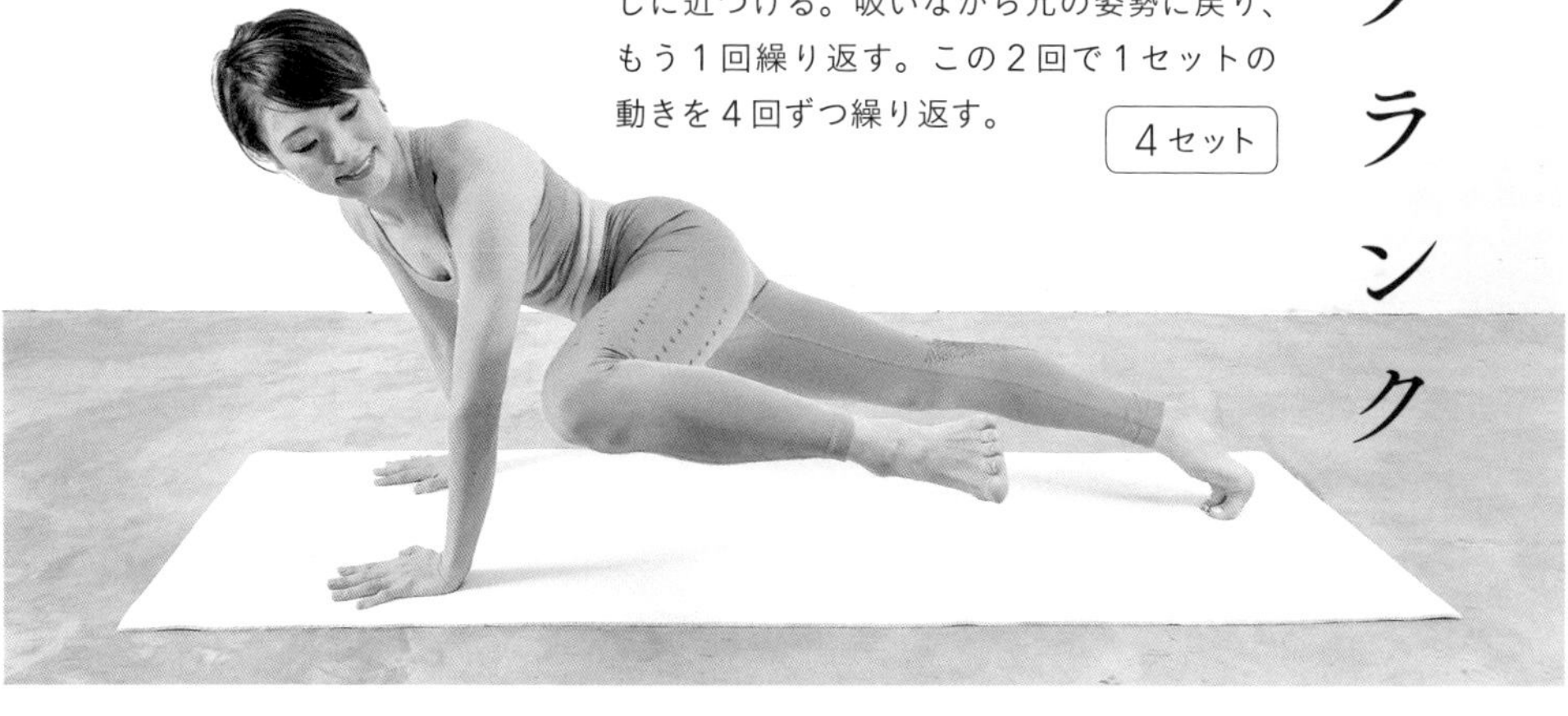

Check!

ウエストエクササイズで刺激された筋肉が、
コルセットのようにボディラインを整えてくれます。
体重の変化よりも、
見た目の変化を大切にしてみましょう。
ウエストがしまったファッションもかっこよく、
女性らしくキマるはず。

Before 月 日 ウエスト cm

After 月 日 ウエスト cm

目標 cm

week
1

week
2

week
3

week
4

ウエストに効くオススメ動画

日常生活ではほとんど使われない腹斜筋を、効率よく鍛えましょう！
QRコードからYouTubeの動画にとべます。＃の動画番号で検索もできます。

初級

【ウエスト -5cm】
女性らしいくびれ作り
短時間で効果絶大！

＃301／6分

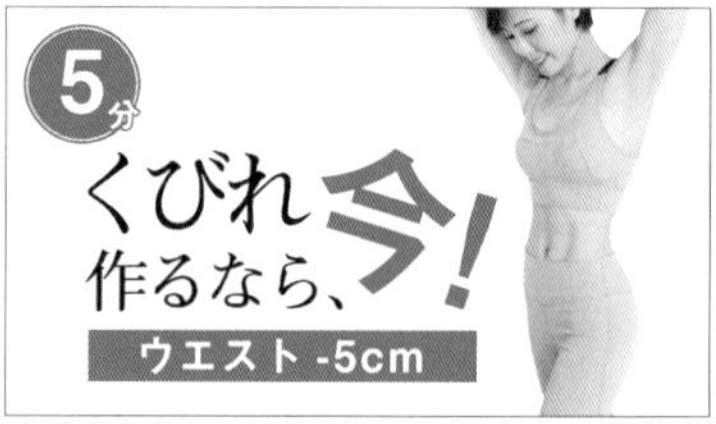

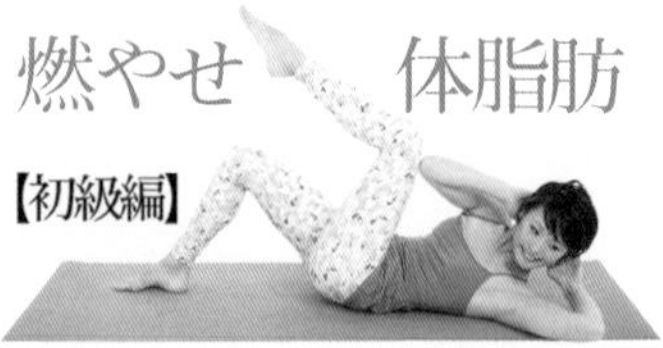

燃やせ体脂肪☆
45秒サーキット
【初級編】

＃182／6分

ウエストを細くする！
簡単ながらエクササイズ☆

＃120／6分

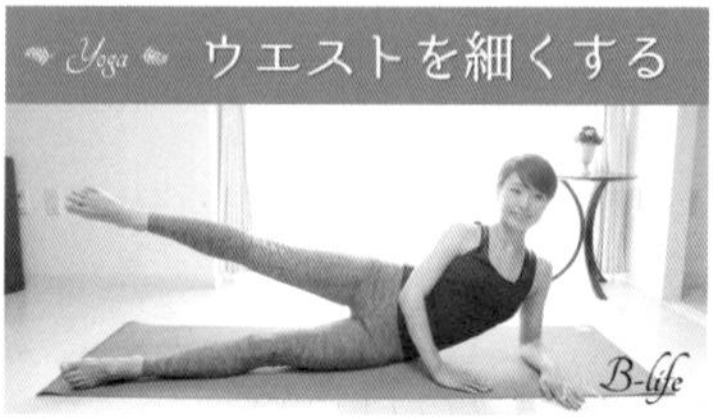

中級

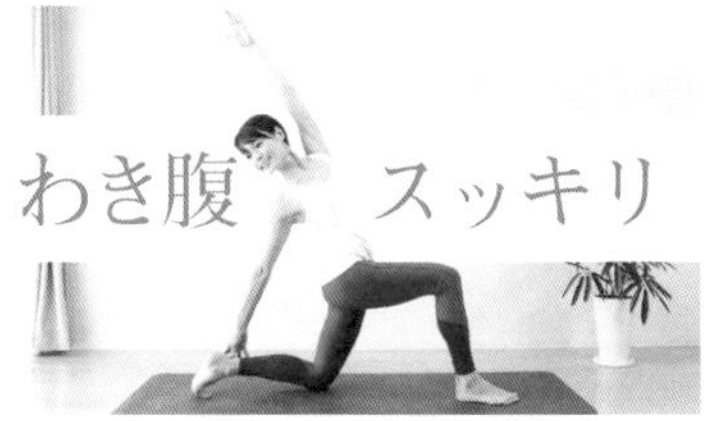

魅力的なくびれ作り☆
わき腹の脂肪燃焼に
効果的！

195／15分

お腹まわりを
引き締める
体幹ワークアウト☆

156／9分

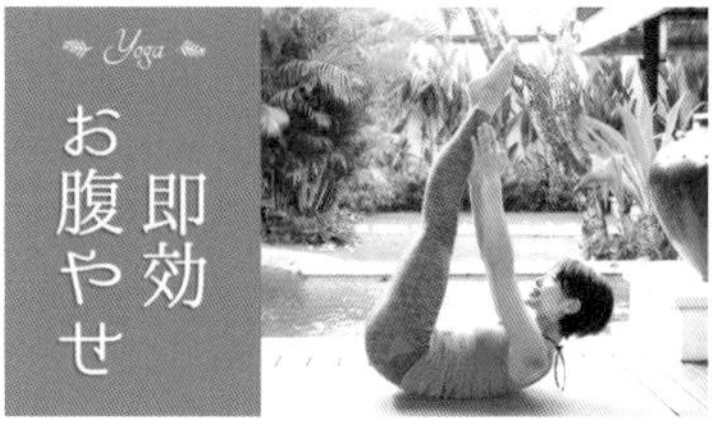

上級

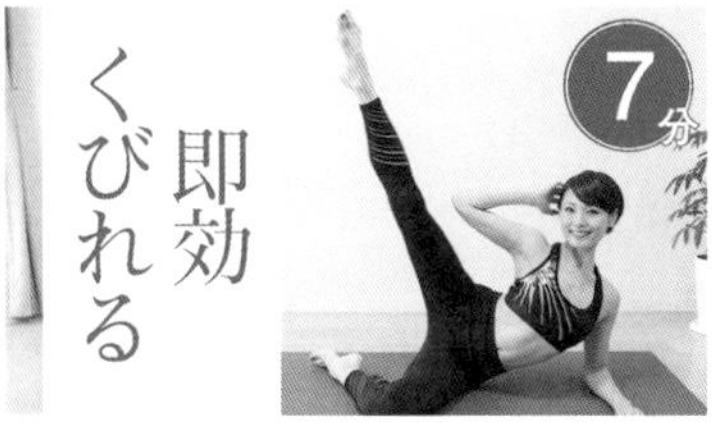

短時間で効果絶大！
キュッとくびれた
ウエストを作る☆

269／8分

【10分集中】
最強のくびれトレーニング！
一生太らない体を
手に入れる

306／11分

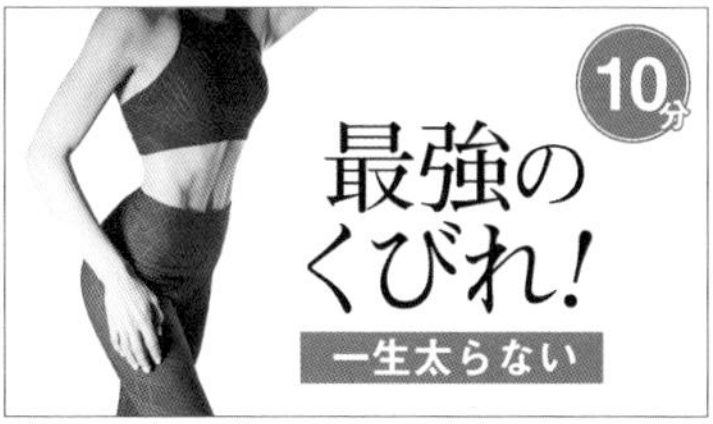

DAY 6

全身のエクササイズ

代謝アップで一生太らないボディへ

▲
▲

動画はここから！

魔法のピラティスで全身を美しく引き締める！

＃352／18分

※各動作は既出のものなので動画のみご紹介します。

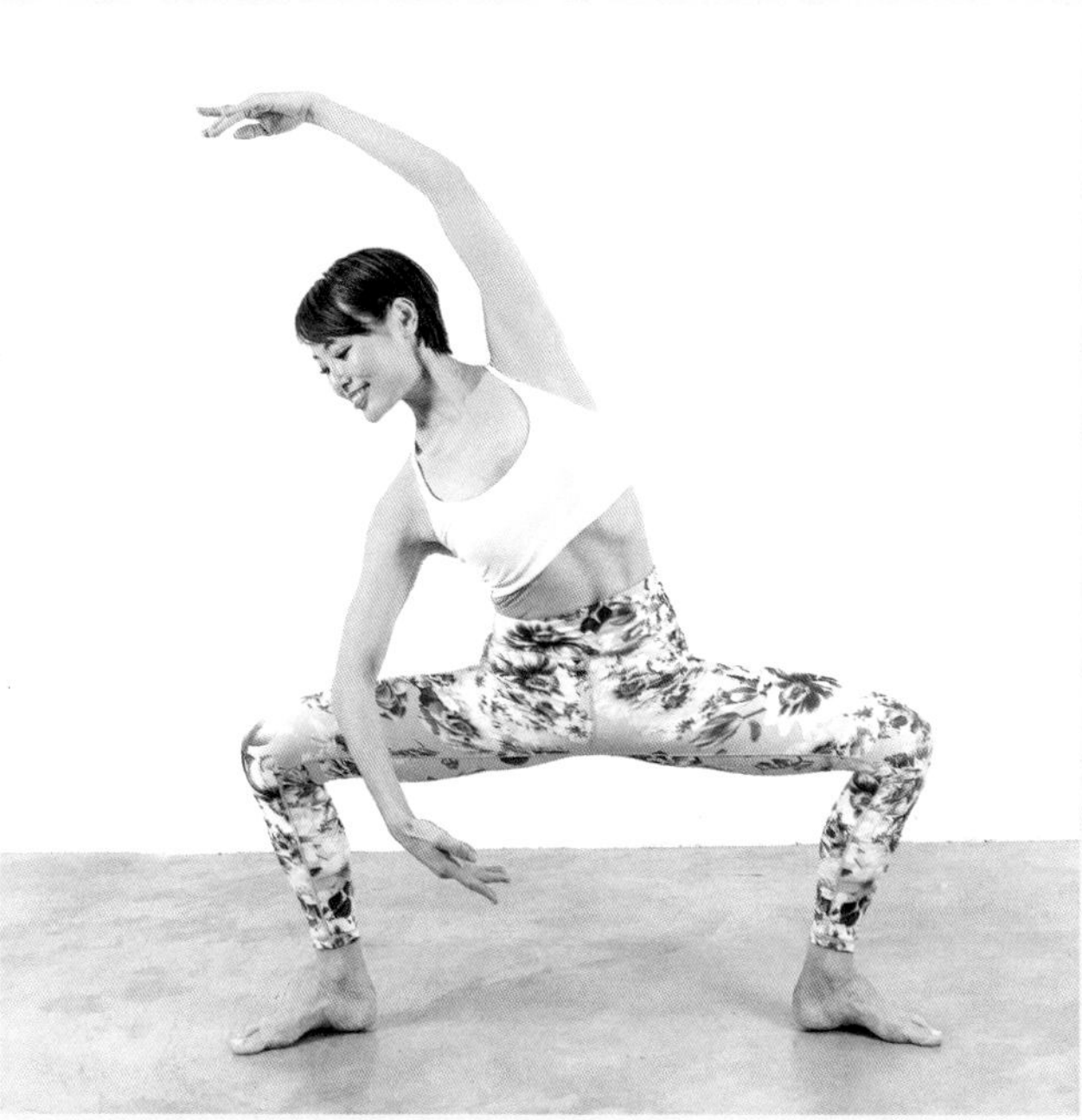

全身プログラムは、部位別のプログラムから選抜したもので構成しています。1〜2種目だけ新しいものが入っていますが、シンプルな動きなので、動画を見ればすぐできると思います。

鍛えたいのは、もちろん全身です！

具体的に言うと、お腹は前面についている腹直筋。脚は内ももの内転筋と、もも裏のハムストリングス。腕は二の腕の上腕三頭筋。背中は、脇から腰を覆う広背筋と、背骨に沿ってある脊柱起立筋。そして、お尻は上側の中殿筋で、ウエストは脇腹の腹斜筋です。

まとめて鍛えると、筋力が弱い部位を把握しやすいはずです。それを踏まえて1〜5日目の回数を調整すると、筋力のバランスを整えられます。

エクササイズの疑問解消　Q&A

Q1

エクササイズの前後には、ちゃんとストレッチしたほうがいい？

A

軽く伸ばす、回す、ひねる、という程度で十分です。その日のエクササイズ内容に合わせて、お腹のプログラムを行う日なら、お腹を伸ばしたり、ウエストをひねったり。脚のプログラムの日なら、アキレス腱を伸ばしたり、屈伸したり。「これから運動しますよ」という合図を体に送るイメージです。

エクササイズ後には、たくさん使って疲労が残っているところをストレッチするといいでしょう。動画では、各プログラムごとのストレッチを紹介しているので、ぜひチェックしてみてください。

Q2

エクササイズ中の呼吸は？

A

鼻から吸って、口から吐くようにしましょう。特に、力を入れるとき（筋肉を収縮するとき）に吐くことを心がけてください。力むと息を止めやすいものですが、止めると血圧が上がるので要注意です。ピラティスは胸式呼吸が基本で、腹式呼吸のようにお腹を膨らませません。吸うときも吐くときも、お腹はできるだけ薄い状態を保ちましょう。

Q3 食事の前と後、どっちがいい？

A

食後すぐは避けて。食後１～２時間はおいて、食べたものがある程度消化した状態で行うようにしてください。食前でもＯＫです。

Q4 MARIKOさんと同じように脚が開かず、上半身も持ち上がりません。

A

筋力も柔軟性も人それぞれなので、同じようにできなくて当然です。できないからといって、凹む必要はまったくありませんからね！　くれぐれも無理せず、今の自分ができる範囲内で行ってください。簡易ポーズがあるものは、簡易ポーズから始めましょう。

Q5 筋肉痛があるときはどうしたらいい？

A

エクササイズとは、筋肉を構成している筋繊維を傷つける行為で、それが修復されることで筋肉は育ちます。そして、その傷によって生じるのが筋肉痛で、通常２、３日で収まります。筋肉痛が出ている部位は、エクササイズしないようにしましょう。筋肉の疲労回復を待たずにエクササイズするのは、効果的とは言えません。言い換えれば、効果的なエクササイズには、休養も必要ということです。

例えば、お腹に筋肉痛が出ている間は、お腹のエクササイズは避ける、という感じです。お腹以外の筋肉痛が出ていない部位は、エクササイズしてOKです。したがって、部位別になっている7日間プログラムのとおりに行うのをおすすめします。

Q6 月経中にもエクササイズをしてもいい？

A

適度な運動は血行を促進して、月経痛の緩和に役立ちます。特に、お尻の筋トレは骨盤内の血行を促進して、月経痛の緩和につながるのでおすすめです。

逆に、お腹が刺激されて不快になるものは避けましょう。お腹を刺激しない脚や腕、背中のトレーニングならしても問題はありません。

とはいえ、月経中は何もしたくない、という人もいると思います。人それぞれなので、トレーニングの代わりに、ゆるめるヨガもおすすめです。

Q7 エクササイズをすると脚が太くなる？

A

ホルモンの関係で、女性は一般的なエクササイズで脚が太くなることも、ムキムキになることもありません。なぜなら、女性はテストステロンという、筋肉を肥大する効果が高い男性ホルモンの分泌量が少ないからです。

女性のボディビルダーは、重い負荷をかけてエクササイズしていますが、それでも男性のボディビルダーと同じような筋肉はついていませんよね。女性の競輪選手やスケートの選手などの脚の筋肉は、確かに発達していますが、それは一般の私たちにはできない過酷なトレーニングを続けた賜物です。

つまり、エクササイズで脚を太くしたくても、簡単にできることではないのです。特に自重でのエクササイズは、脚が太くなったりムキムキになる前に、引き締まります。前述したとおり、若返り効果やむくみ解消、自律神経が整うなどの効果も得られます。

Q8

A

効果を上げる食事とは？

筋肉の素になるタンパク質、つまり肉、魚、卵、豆腐や納豆などの大豆製品をきちんと摂取しましょう。筋肉はエクササイズして数時間のうちが、もっとも盛んに合成されるため、エクササイズ後の摂取が効果的だと言われます。

筋肉だけではなく、人間の体は臓器や皮膚、骨、髪、爪など、あらゆるものがタンパク質からできているので、エクササイズをしていなくても、日ごろからちゃんと摂取したい栄養素です。忙しくて食事を抜くときや、今日はタンパク質が足りないかも、と思ったら、プロテイン飲料で補うのもいいでしょう。

心のハードルが下がる

ながらエクサのススメ

台所で洗い物をしながら、かかとを上げ下げする。レンジで何かを温めている間に、脚を後ろに蹴り上げてヒップアップ。あと数分で洗濯機が止まる、という間に四股踏みやスクワットなど、私はよく「ながらエクササイズ」をしています。

娘と寝転がっておしゃべりするときも、脚を上げ下げして腹筋や内転筋を鍛えたり。ほぼ無意識のうちに、クセのようにしている、という感じです。

ストレッチも「ながら」でよくしていて、テーブルでスマホを見るときは、片脚ずつ椅子に乗せて、ふくらはぎやももの裏を伸ばす、という感じです。

「何もせずにスマホを見ていたら逆に怖い」と夫に言われるほど当たり前になっています（笑）。

「ながら」でちょくちょく体を動かすようにすると、それが当たり前になって、続けるのが難しいとされる筋トレも習慣にしやすいのではないでしょうか。

習慣として続けられる人は、意思が強くて、モチベーションが高いタイプばかりではありません。日ごろからよく歩いたり、スポーツが趣味など、体を動かす習慣がある人も多いイメージがあります。いつも体を動かしていたら、エクササイズに対するハードルが下がって、いつもの延長線上の意識で行えます。

運動嫌いの方や、三日坊主で挫折しがちな人ほど、「ながら」を試す価値があるはずです。

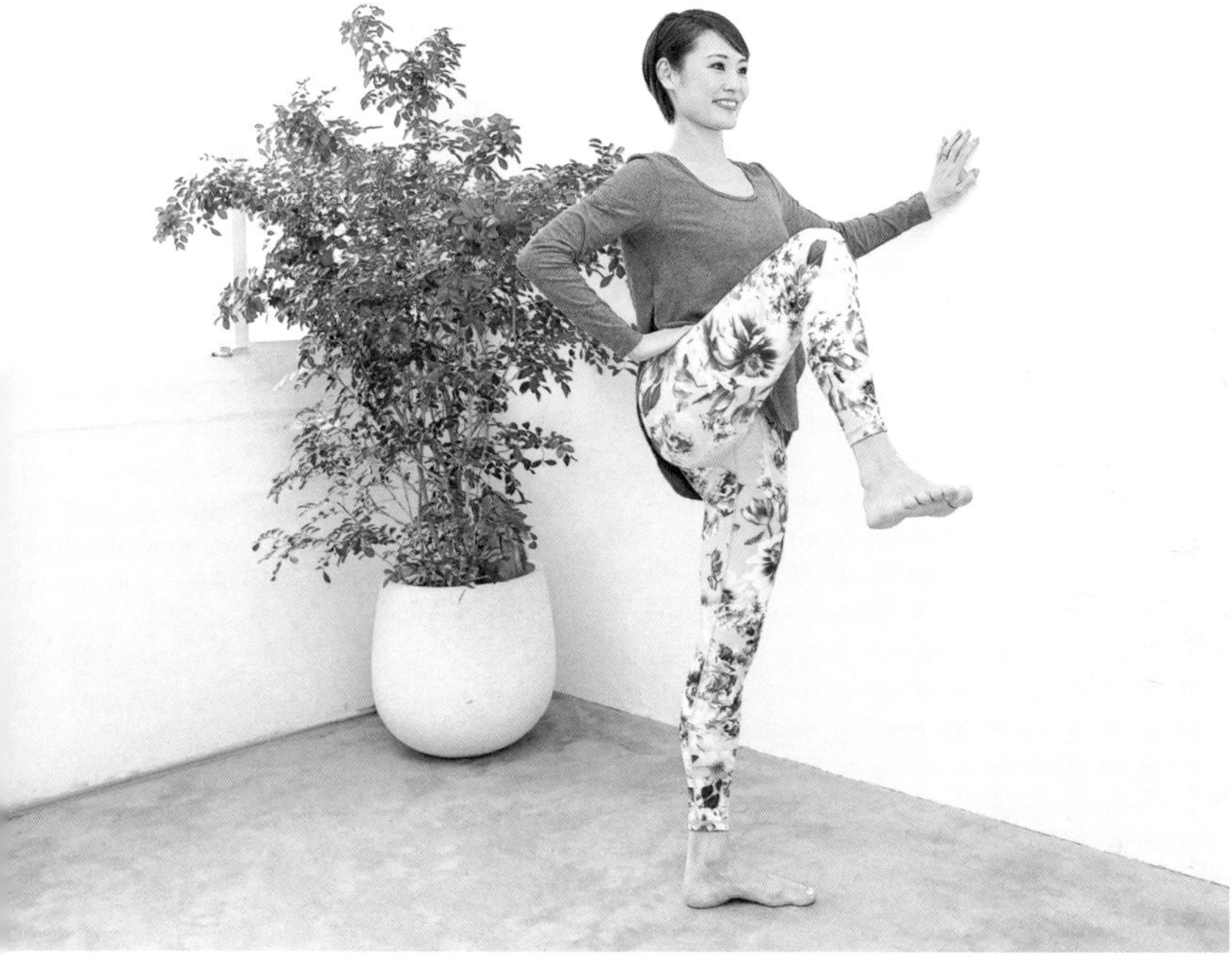

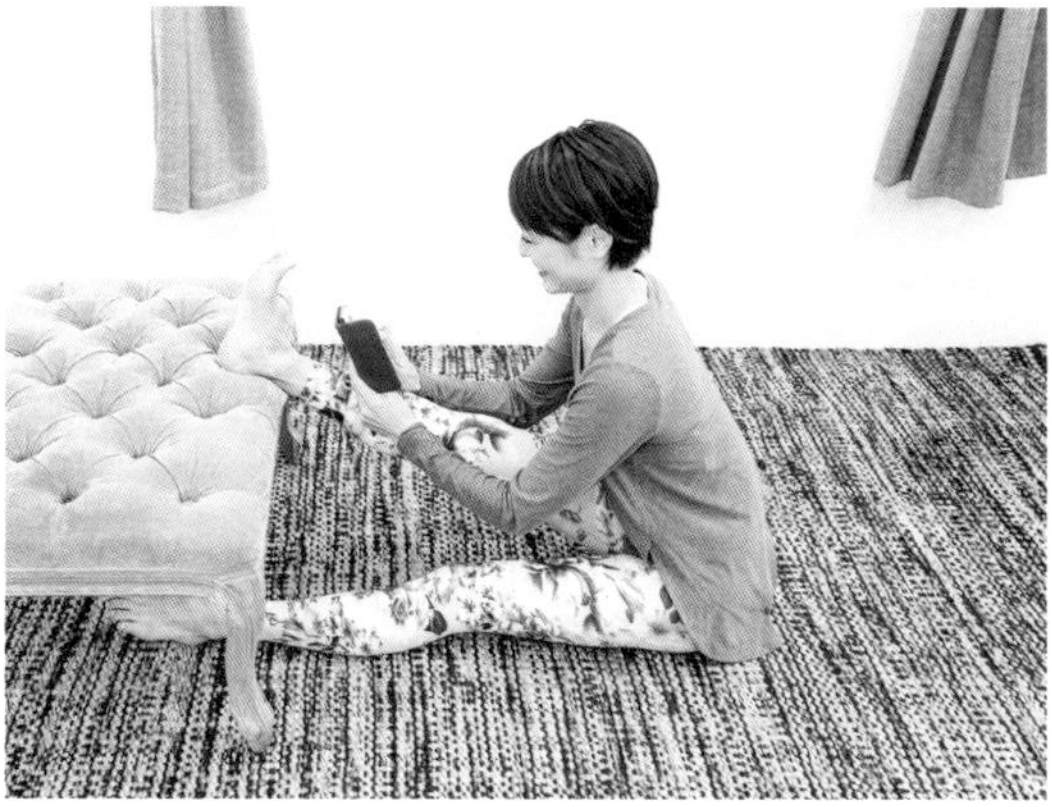

バレリーナ時代のエクササイズ

バレリーナ時代にしていたエクササイズは、インナーマッスルを鍛えるものが中心でした。マシンやダンベルなどの負荷はかけず、鍛えると体が大きく見えるアウターマッスル（表層筋）のトレーニングもしません。

いずれも、ピラティスのような内容でした。

もっとも大きな特徴は、とにかく内ももの内転筋を強化するものが多い、ということです。バレエでは内転筋が重要です。バレエは脚の外旋という、股関節から外側に向ける動きが基本になっていて、その動きを美しく見せるには内転筋の筋力が不可欠だからです。脚を前に出す、戻す、横に開く、閉じる、上に上げる、下げるなど、すべて内転筋で動きます。

左ページの写真は、私が中学2年生からバレエ団時代までの10年以上、毎晩寝る前にやっていた内転筋と、下腹部のエクササイズです。似たような動きは、ＤＡＹ2の脚のプログラムにも入れました。

一般の方にとっても、内転筋を鍛えるメリットは美尻、O脚防止などたくさんあります。内転筋の筋力があると、加齢によって左右に広がりがちなお尻も、ももの外側が張ってきたりO脚になったりするのも、食い止めることができます。中心に力を集めておくことができるので、骨盤を下から支える力もアップ！　ゆがみにくい、安定した体に整います。

内転筋を鍛えよう

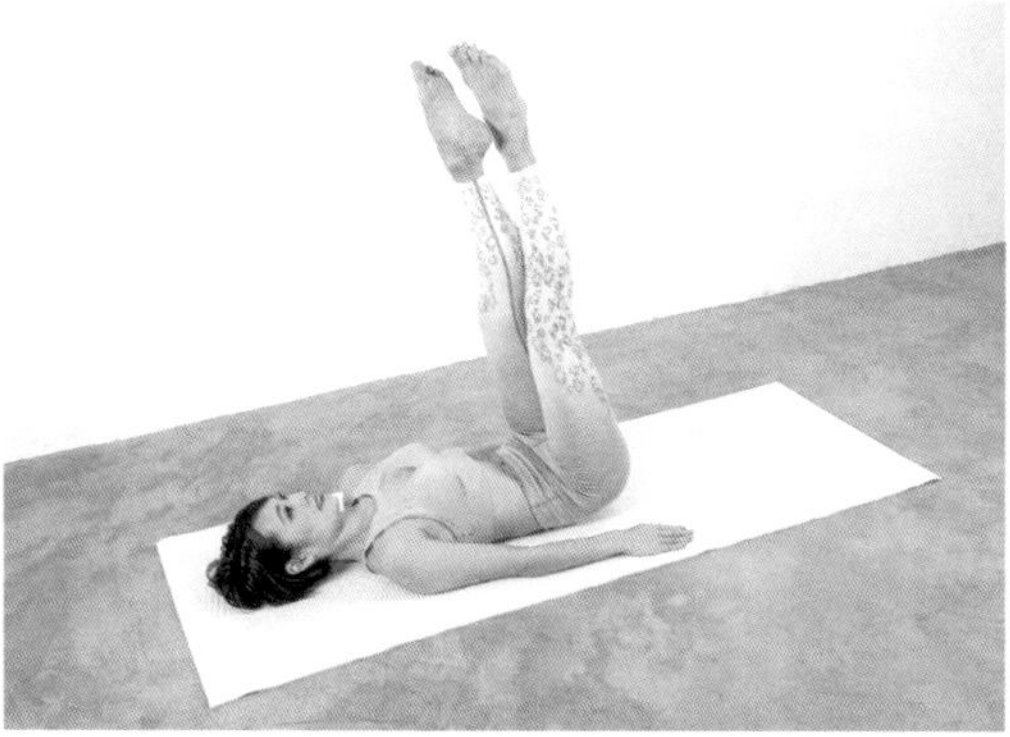

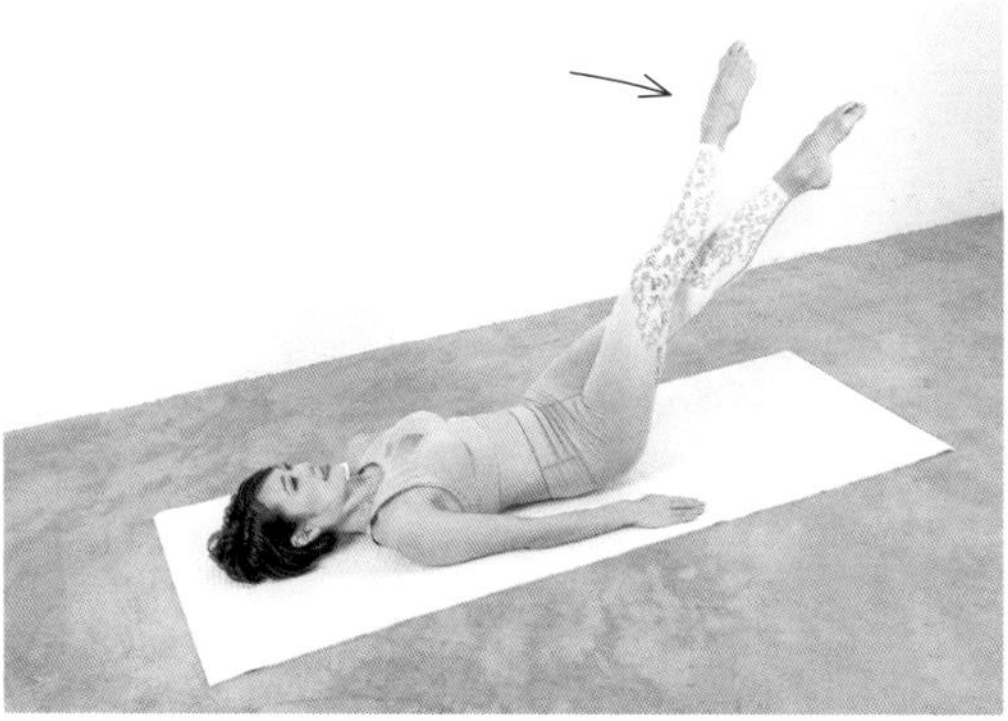

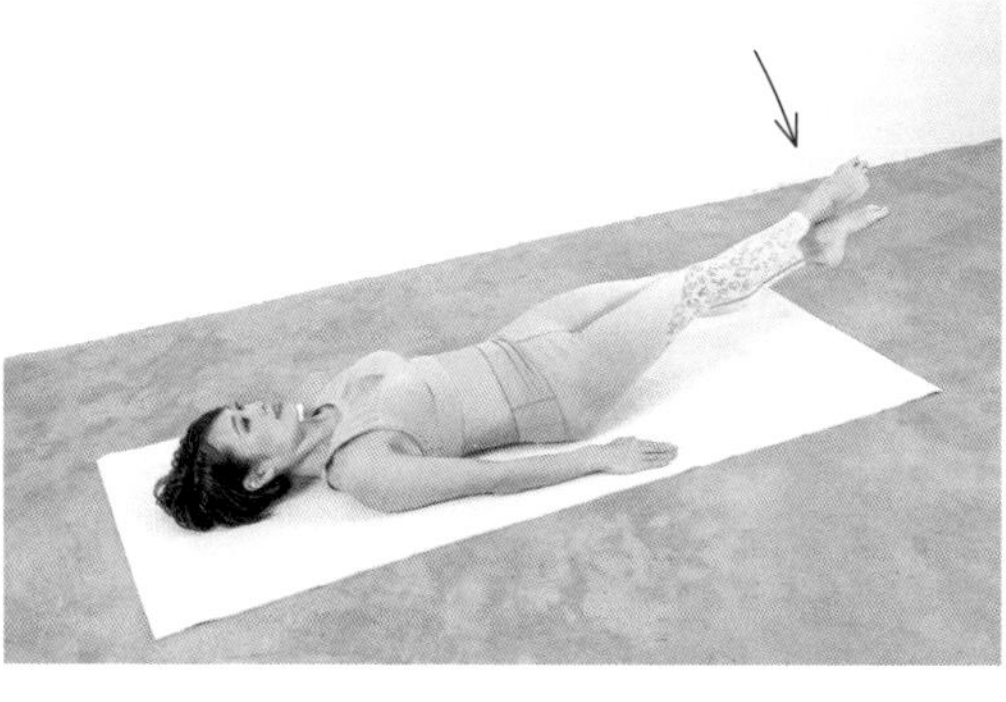

あお向けに寝て脚を直角に上げ、つま先までピンと伸ばす。その状態から、左右の脚を交互にクロスしながら床のほうに下げていく。クロスしながら戻す。これを30回繰り返す。

30回

DAY

7

リラックス

心も体も
おだやかで
前向きな自分に

▲
▲

動画はここから！

120〜129ページ

ゆるめるヨガで肩こり・腰痛・ストレス解消！

#353／18分

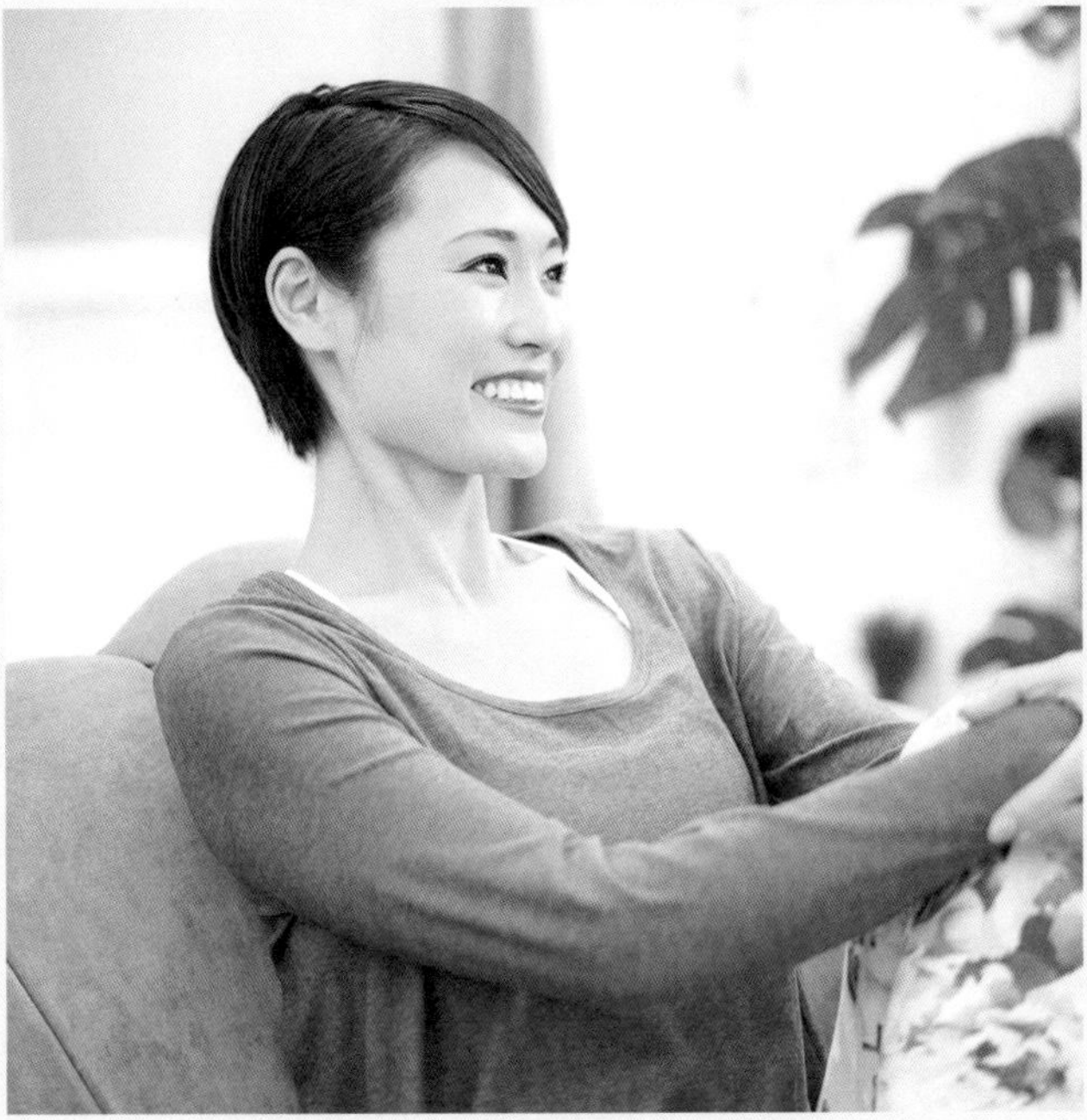

トレーニングを長く続けるには、無理のしすぎは禁物です。

そこで週1回はお休みして、ストレッチをすることをおすすめします。筋肉は休ませることも必要ですからね。ただ、完全に何もしない日にすると、その日を境にサボり癖がつきかねません。毎日、何かしら体を動かすことは続けましょう。

発熱時や月経中をはじめ、すごく疲れた日や嫌なことがあった日にも、ぜひこのプログラムをしてください。調子が悪いときに、無理してトレーニングする必要はありません。体を鍛えるのは、元気があるときにしか、できないものですから。

ストレッチやヨガは心と体を整えるものです。調子が悪いときこそ、その効果を実感しやすいはずです。

1. 体側と背中のストレッチ

コリをほぐし、心が落ち着く

1　正座をして上半身を前に倒し、両手を前に伸ばして脱力する。ゆっくり3～5呼吸する。

親指は重ねない

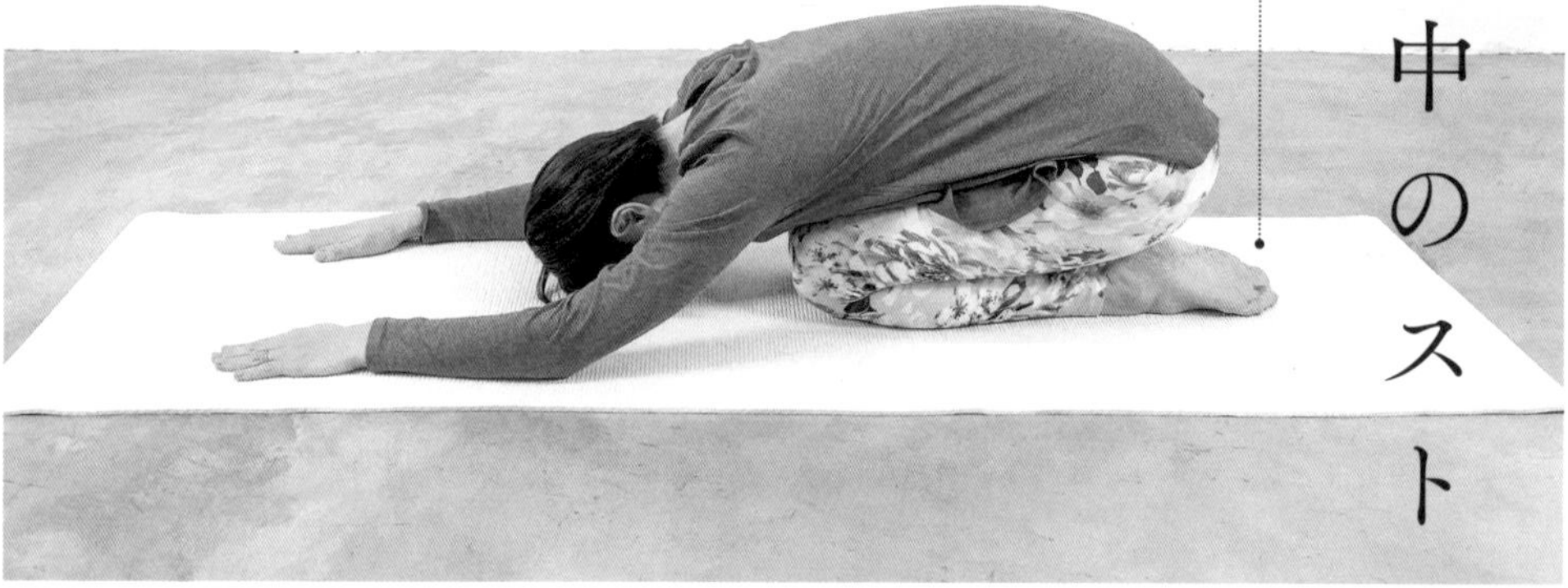

2　右手を左斜めに伸ばして、3～5呼吸する。反対側も同様に行う。

左右3～5呼吸ずつ

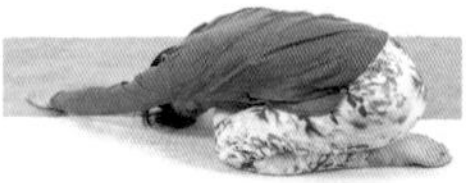

反対も同様に。

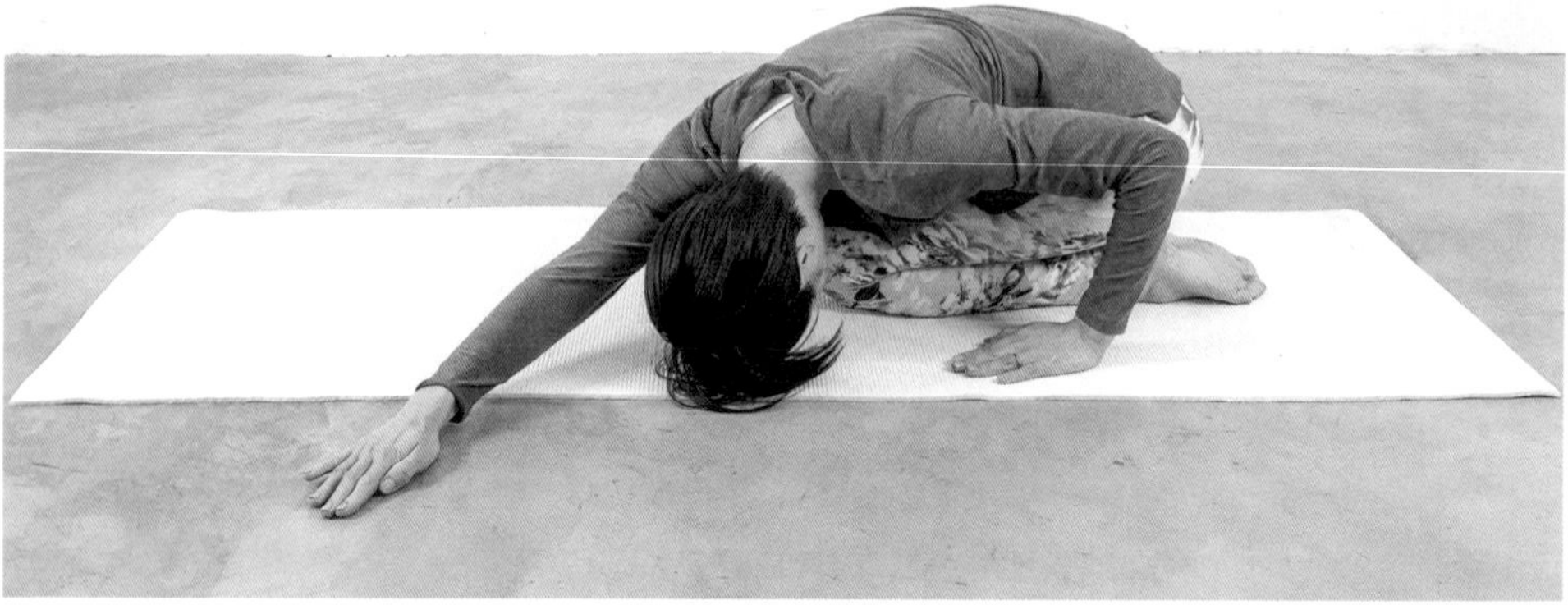

2. 胸のストレッチ

呼吸が深まる

1　ひざ立ちになり、両手を後ろで組んで胸を反らす。目線は斜め上に向けて、ゆっくり３呼吸する。

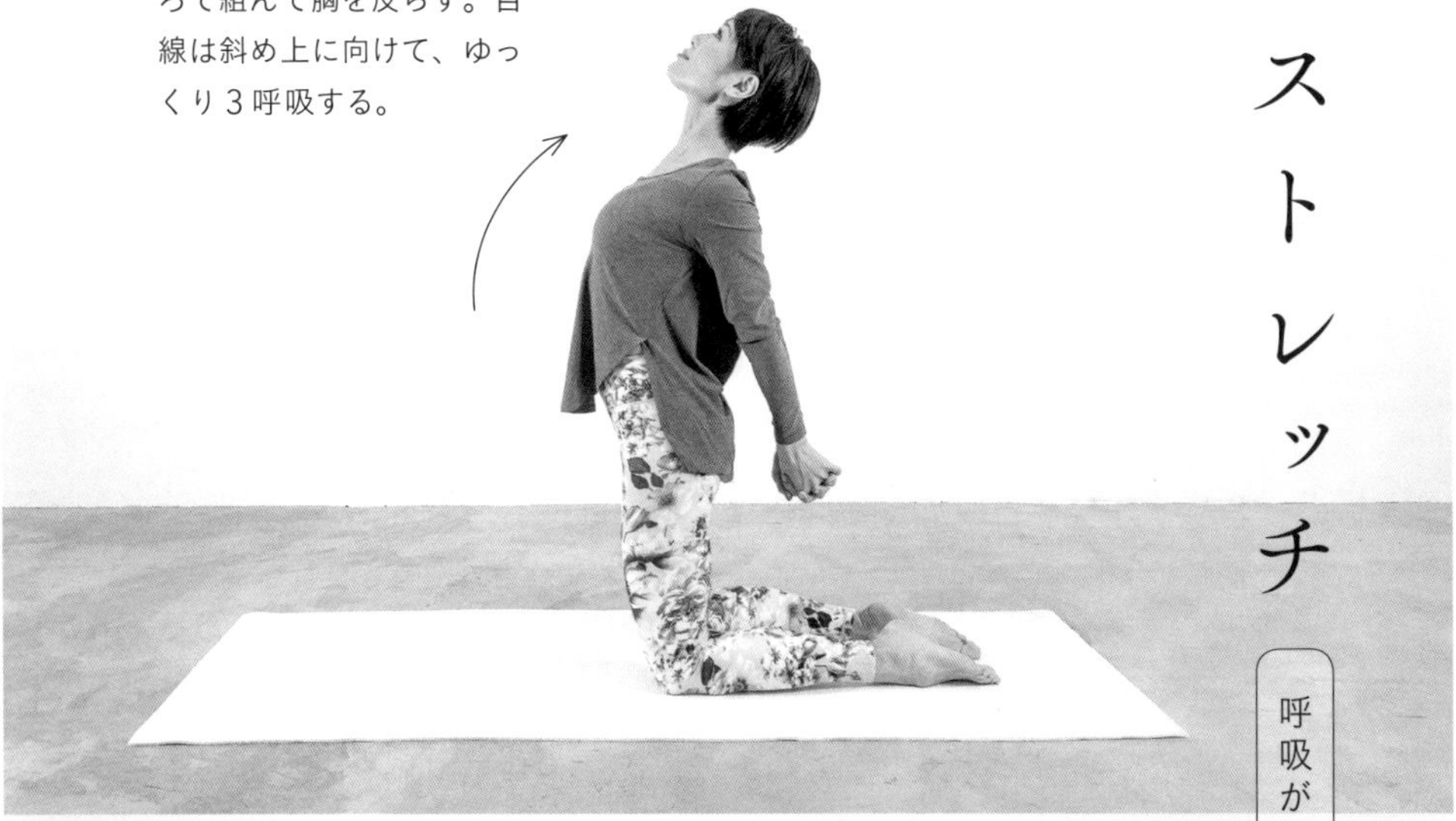

2　息を吸いながら両手を上に回し上げ、吐きながら下げる。これを３回繰り返す。

３回

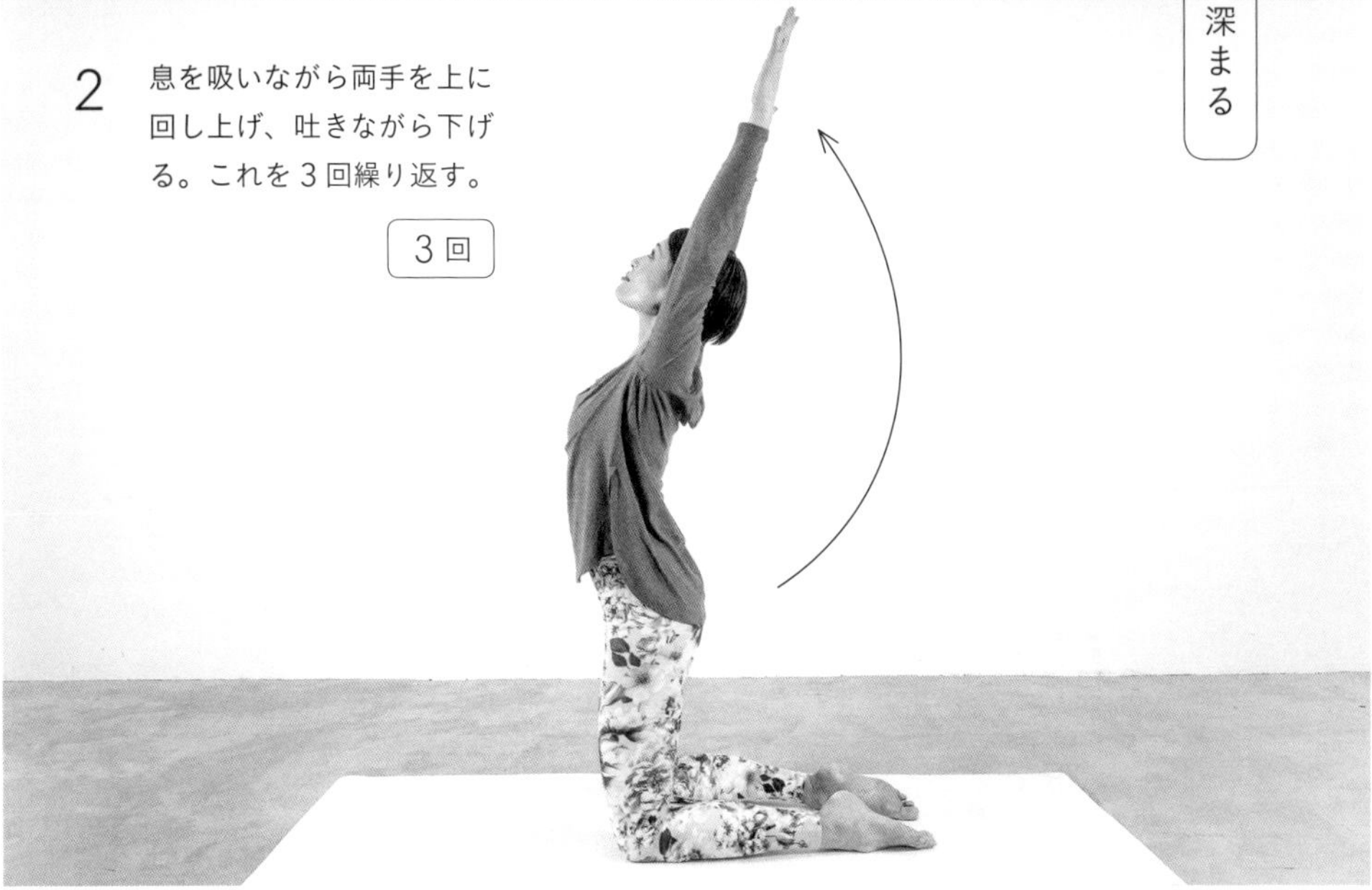

3. 片卍のポーズ

肩こり解消・腰痛改善

1　ひざ立ちから右足を真横に出し、つま先を右に向けて、ひざを直角に曲げる。右腕をももにのせ、左手は上げて伸ばす。

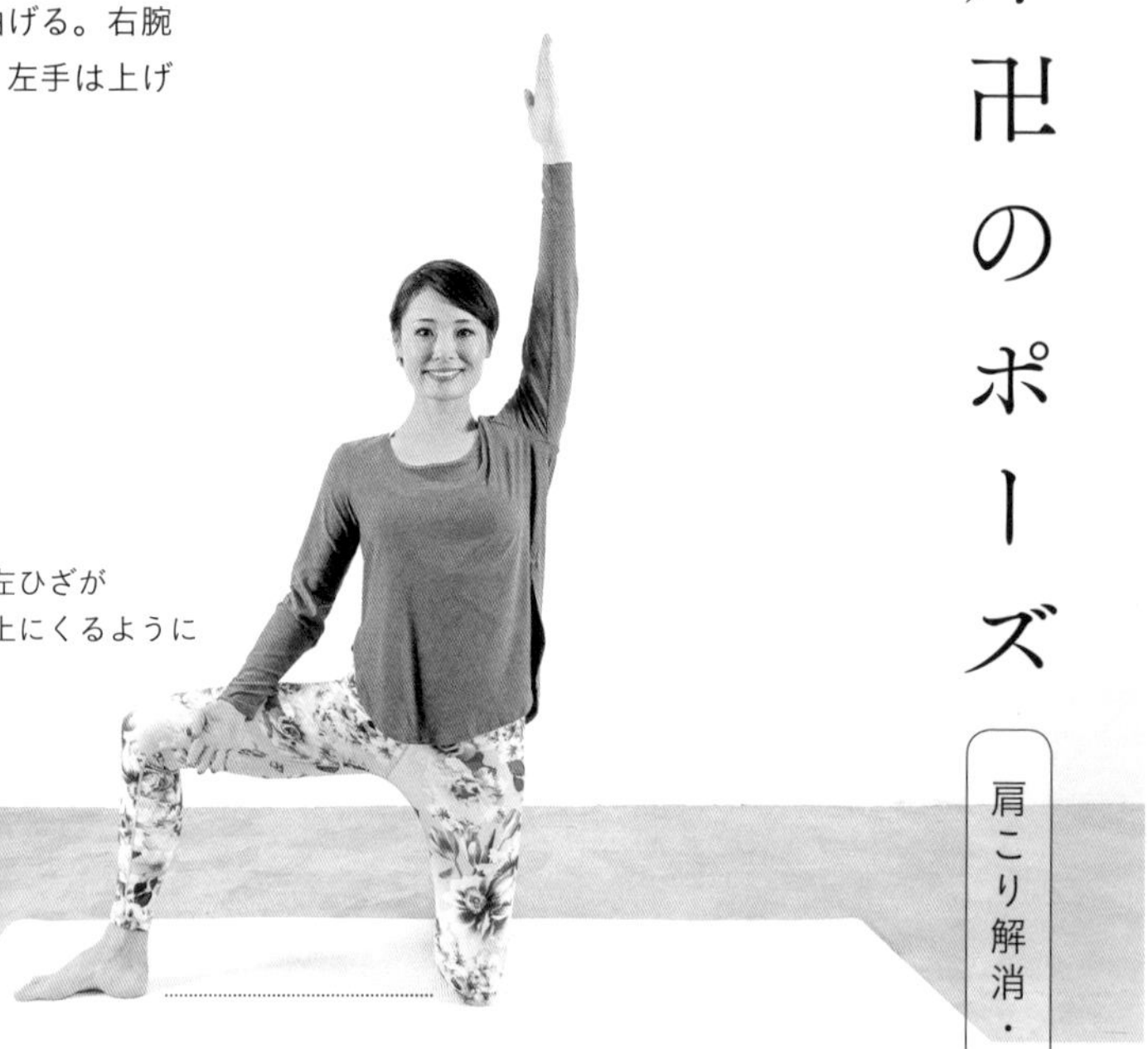

2　息を吐きながら、左手を右に傾けて上半身も傾ける。右手は左足首のほうへ下ろし、目線は斜め上に向ける。3呼吸したら、反対側も同様に行う。

左右3呼吸ずつ

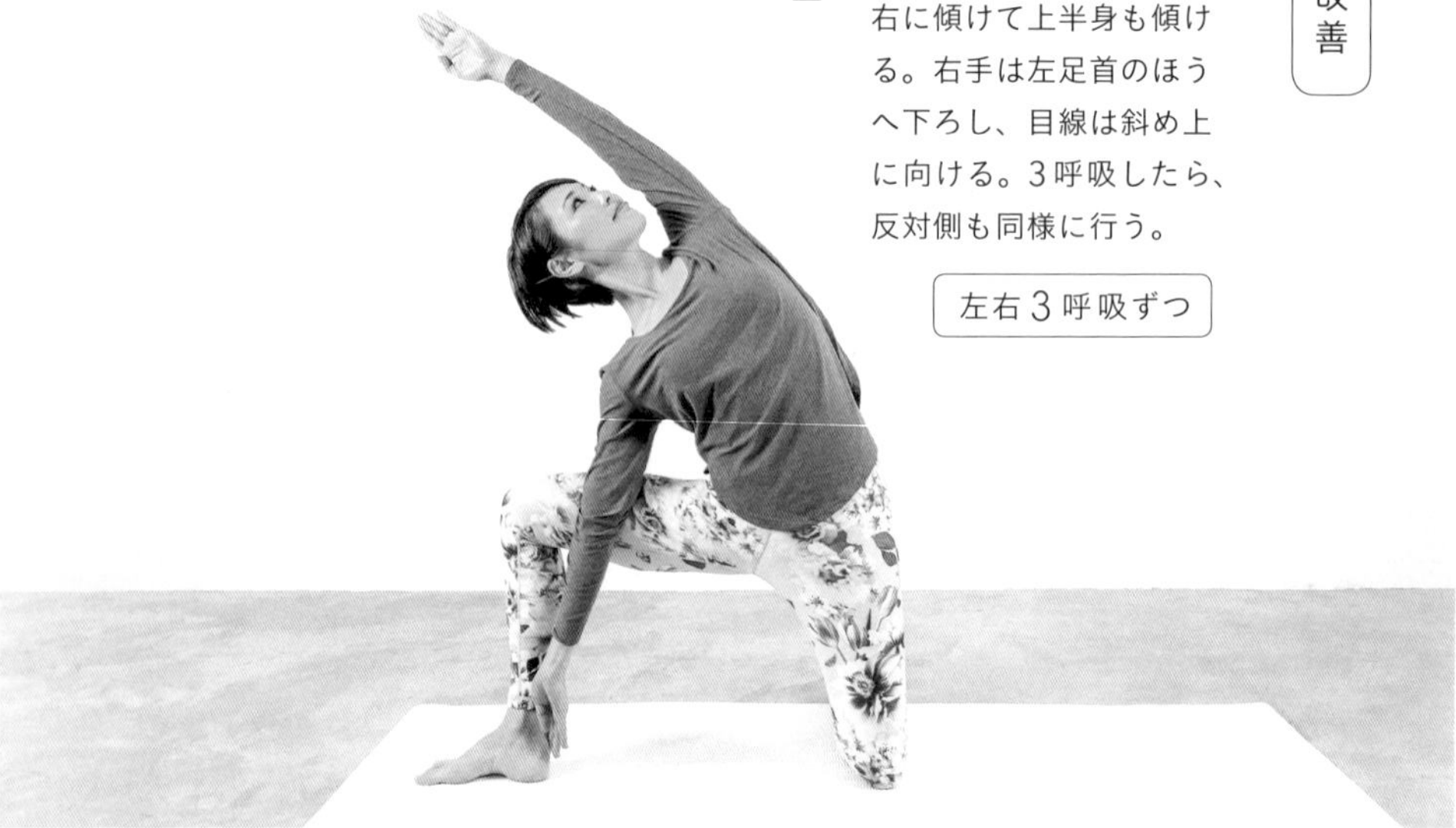

4. ドラゴンのポーズ

骨盤のゆがみを整える

1　四つばいか、左足を前に出して左手の外側につく。さらに上半身を傾けて、ひじを肩の下につく。3～5呼吸する。

easy

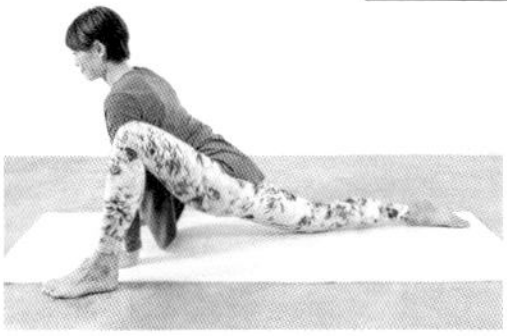

キツい人は、両手をついたままでOK。

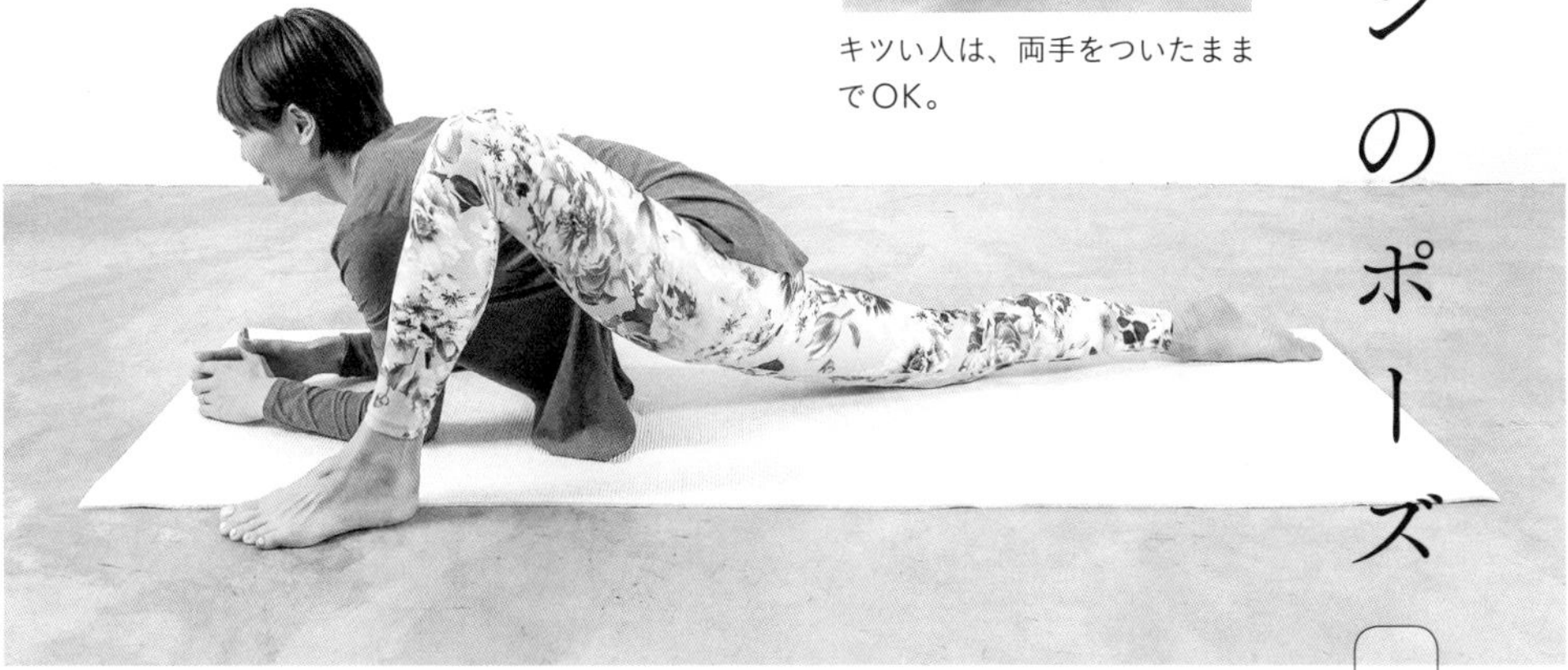

challenge

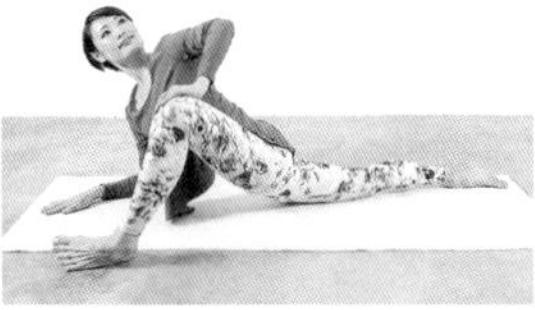

余裕がある人は、左手を右ひざについて上半身をひねる。目線は左斜め上に向けて、3～5呼吸する。

2　ひざ立ちに戻ってから正座になり、上半身を前に倒して脱力する。3～5呼吸したら、再びひざ立ちに戻り、脚を入れ替えて同様に行う。

左右3～5呼吸ずつ

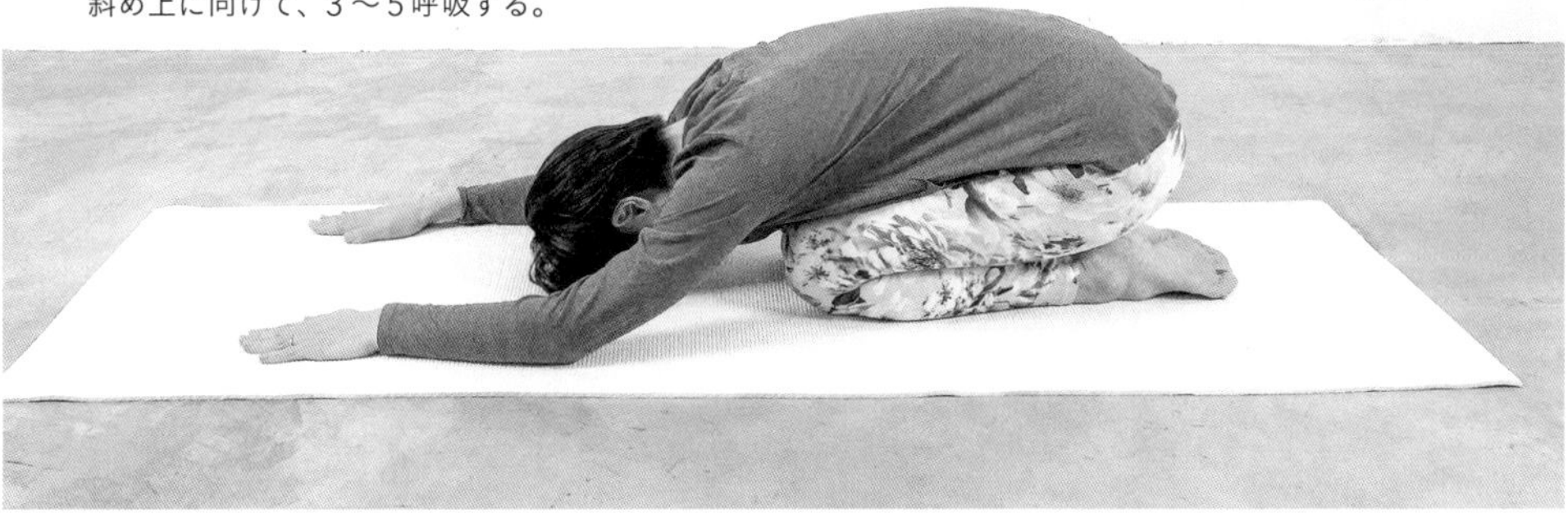

5. スフィンクスのポーズ

腰回りの
血行を促進し、
首のこりをほぐす

1 うつ伏せから、上半身を起こす。

2 肩の下にひじをつき、首を左右に傾けたり、回してストレッチする。

start

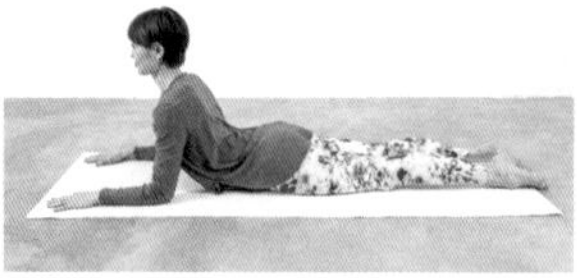

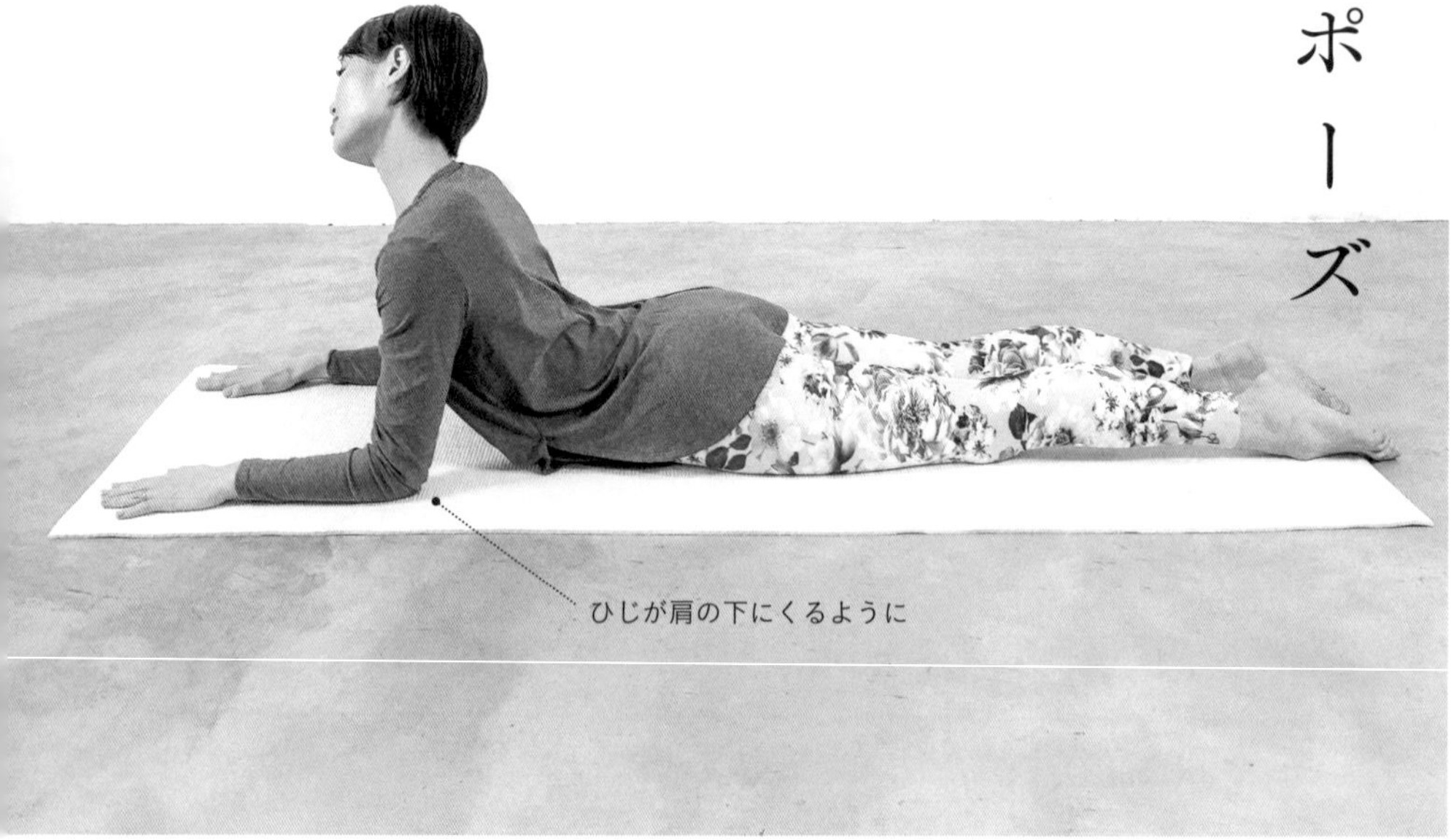

3 ひじを伸ばして上半身をさらに
持ち上げて、お腹を伸ばす。

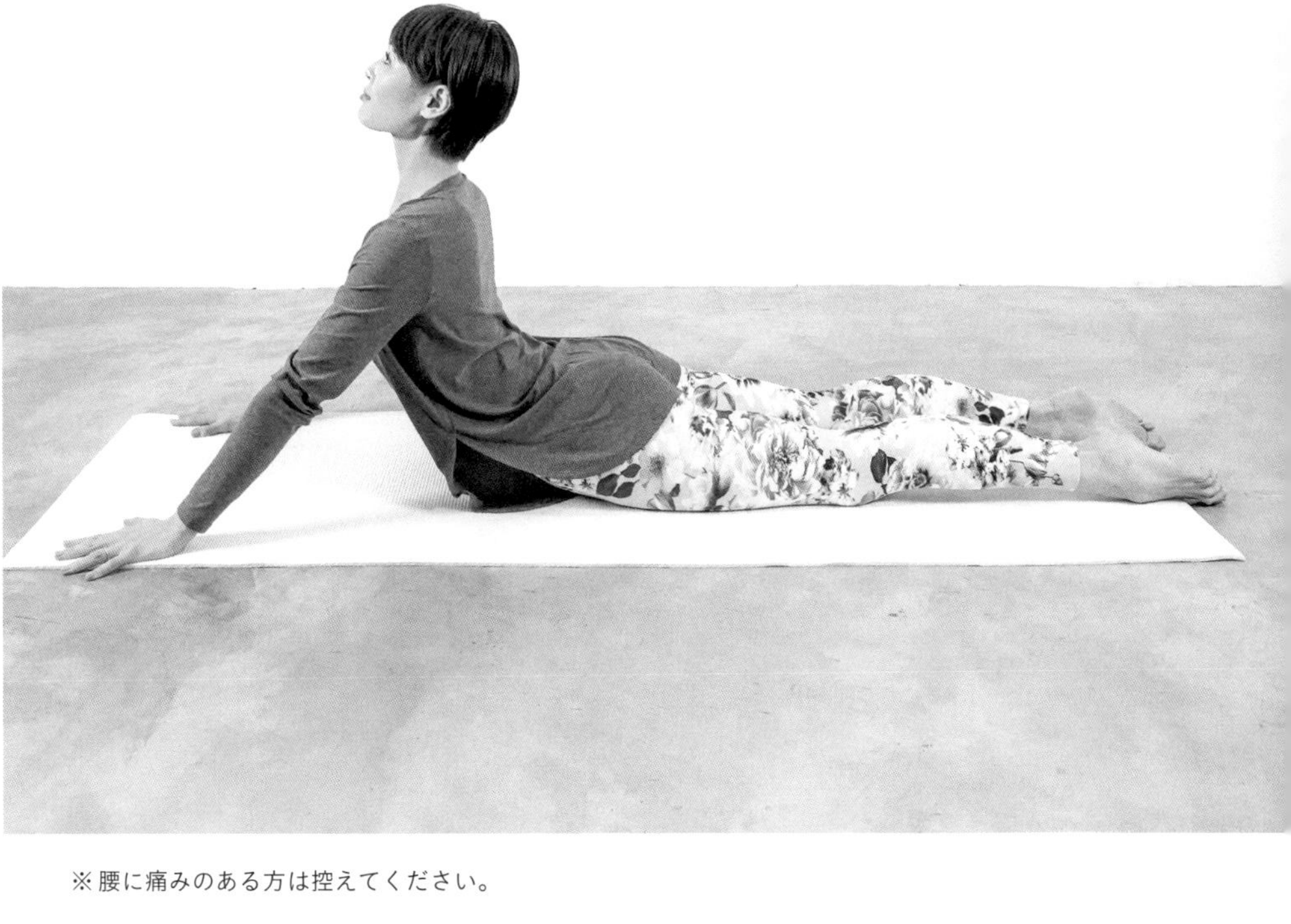

※腰に痛みのある方は控えてください。

6.「4」の字ストレッチ

お尻と
腰を伸ばし、
下半身の
血流アップ

1 あお向けに寝てひざを立て、右脚を天井のほうに伸ばす。

2 右脚を左ももの上に置き、脚で「4」の字をつくる。

start

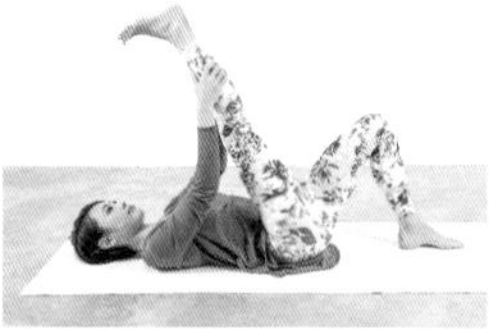

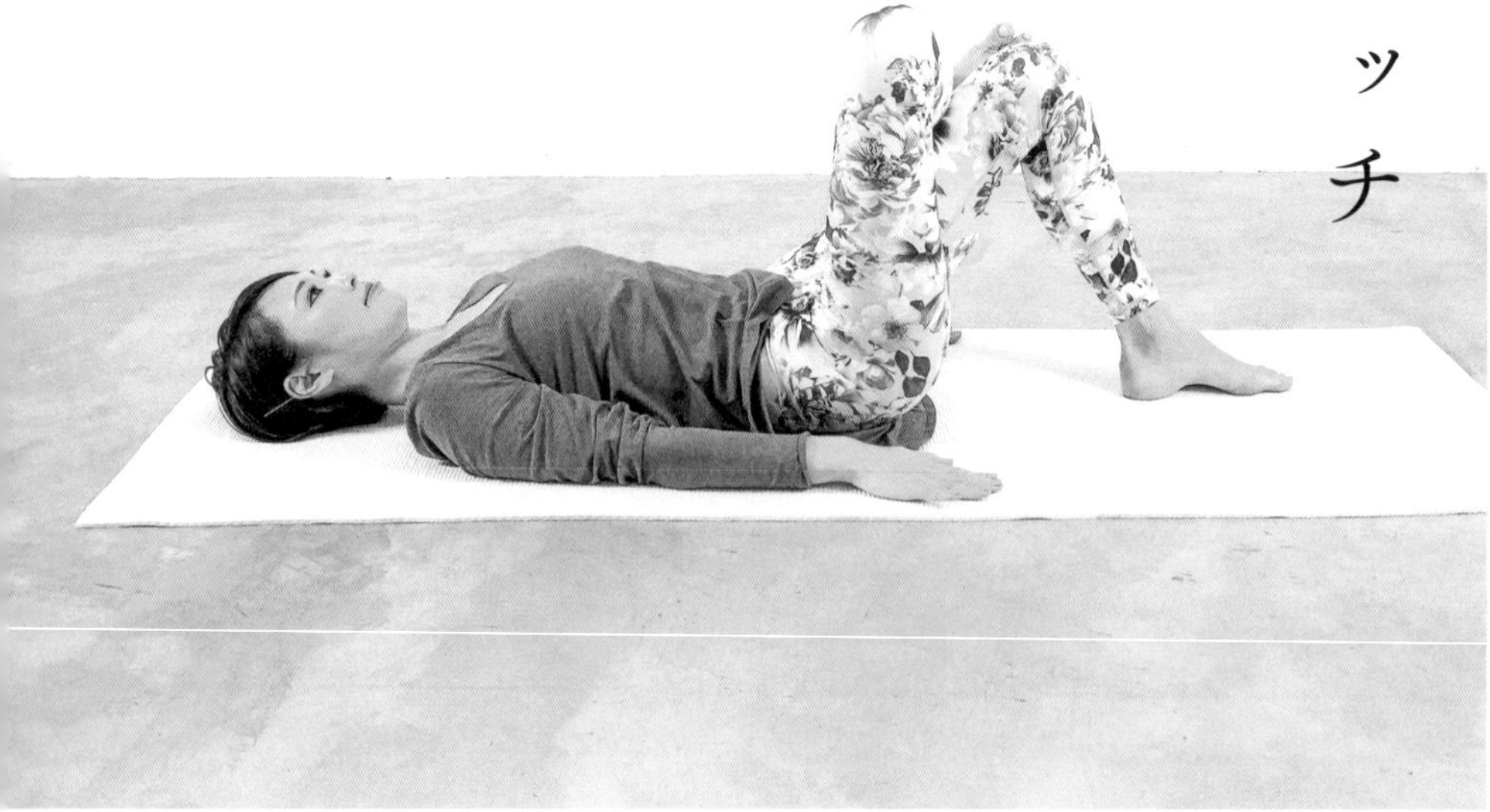

3 「4」の字のまま脚を上げ、右手を両脚の間に通して左のもも裏に回し、左手と組む。息を吐きながら、脚を胸に近づける。

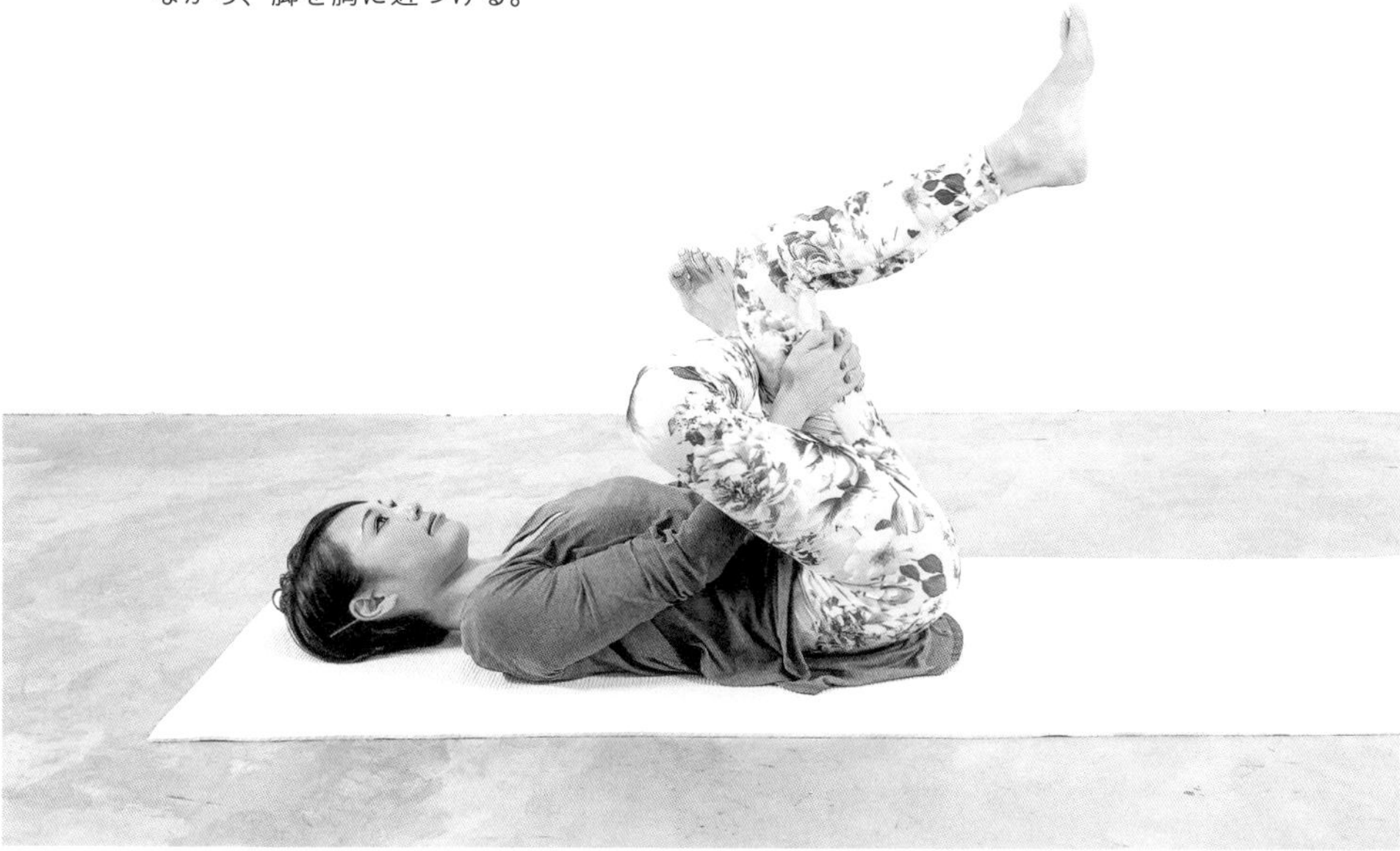

4 脚を組んだまま床に下ろして、左側に倒す。両手を真横に開き、顔は右側に向ける。3〜5呼吸したら、脚を入れ替えて反対側も同様に行う。

左右3〜5呼吸ずつ

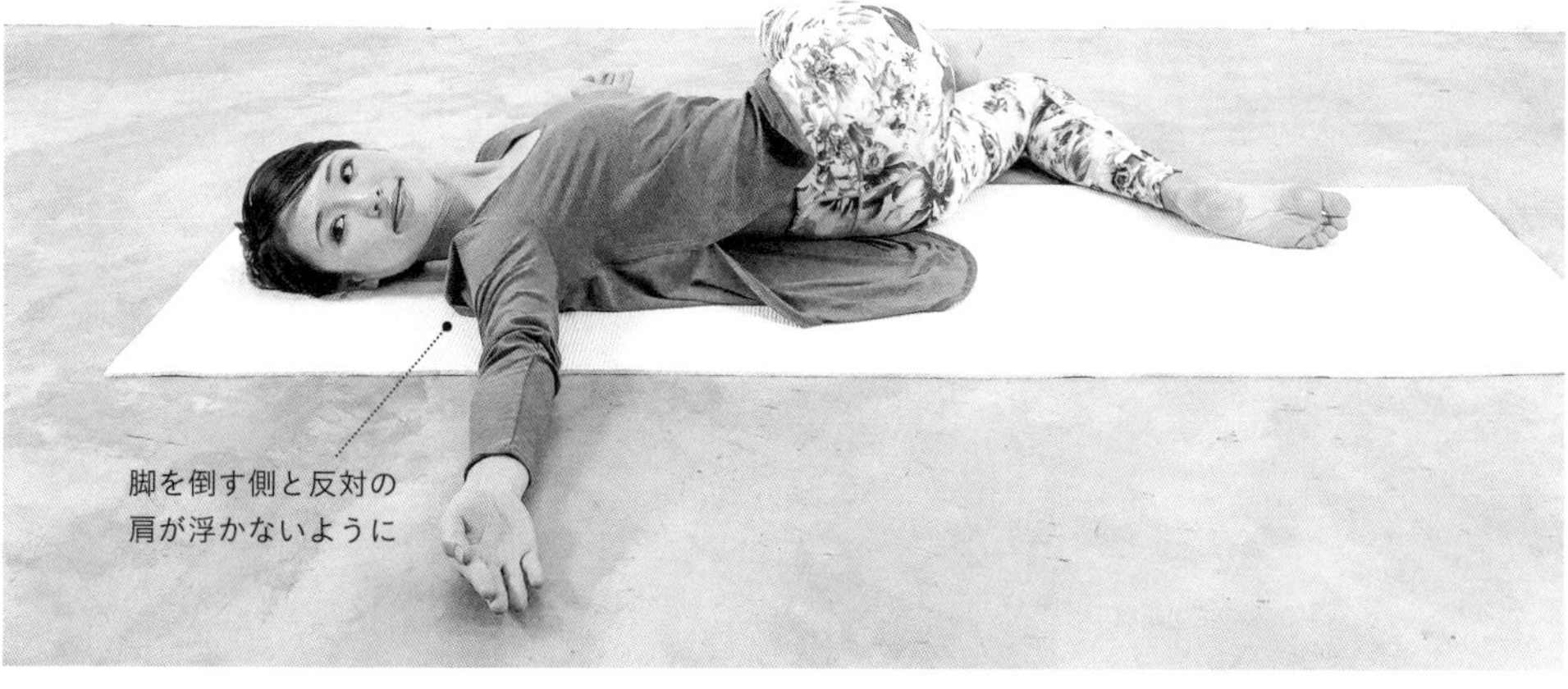

7. ハッピーベイビーのポーズ

股関節まわりをゆるめる

1 あお向けのまま、両脚を直角に曲げて上げ、手で足の外側を持つ。

2 尾骨は床へと沈める。

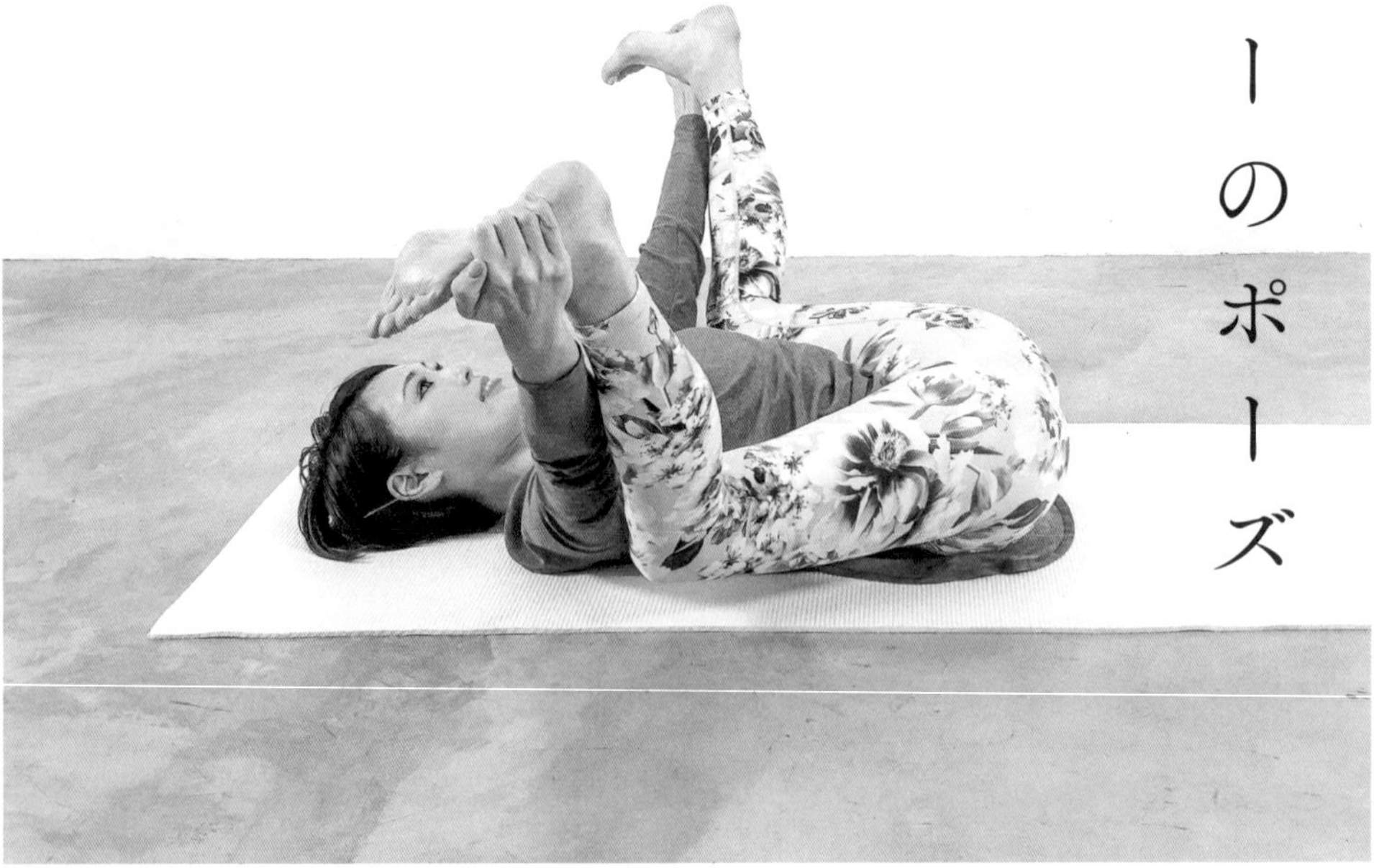

8. 屍《しかばね》のポーズ

究極のリラクゼーション

最後は全身の力をぬいて、
ゆっくり呼吸をくり返す。

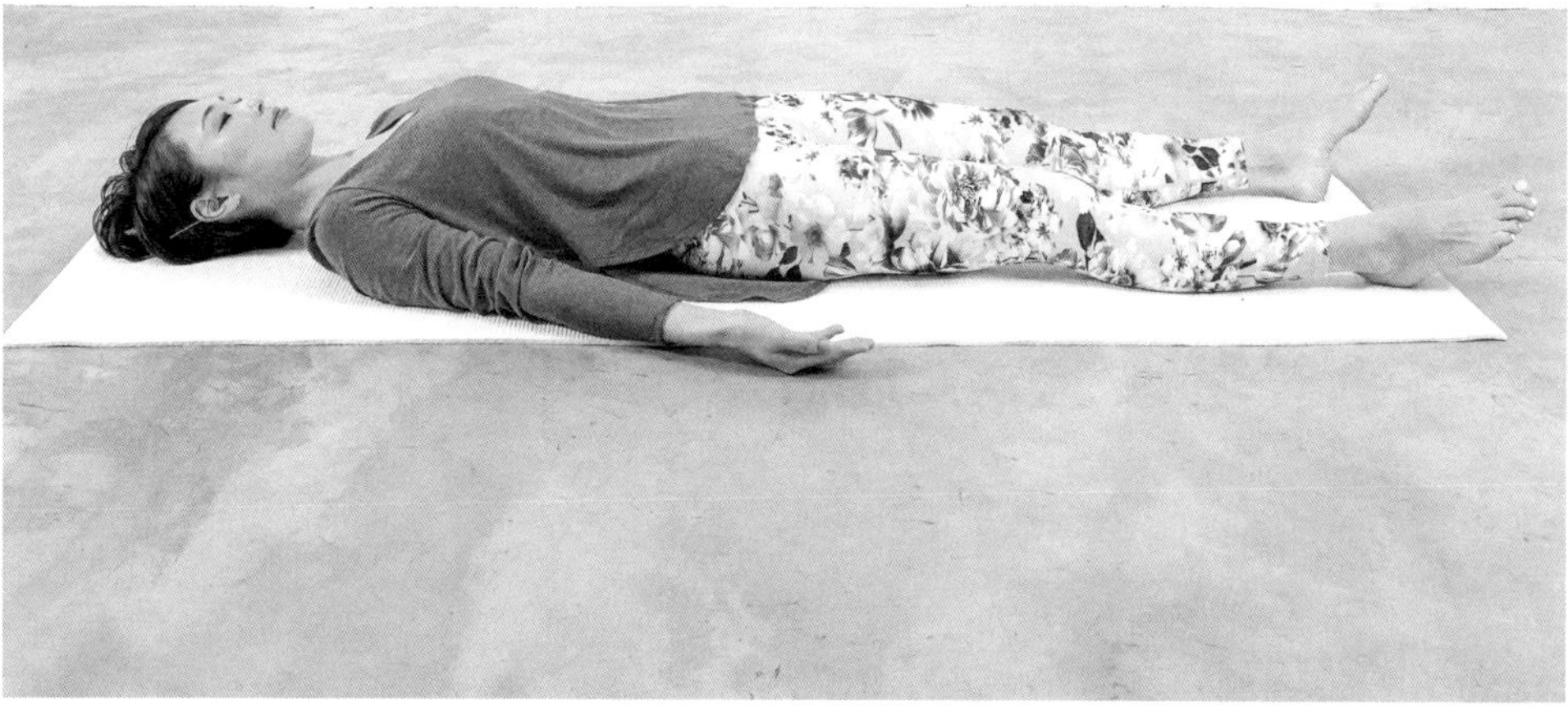

リラックスにオススメの動画

「肩こり解消」「腰痛改善」「自律神経を整える」という3つの効果別にご紹介します。

QRコードからYouTube動画にとべます。
#の動画番号で検索もできます。

肩こり解消

肩まわりが一瞬で軽くなる!
魅惑の筋膜リリースヨガ

268 / 19分

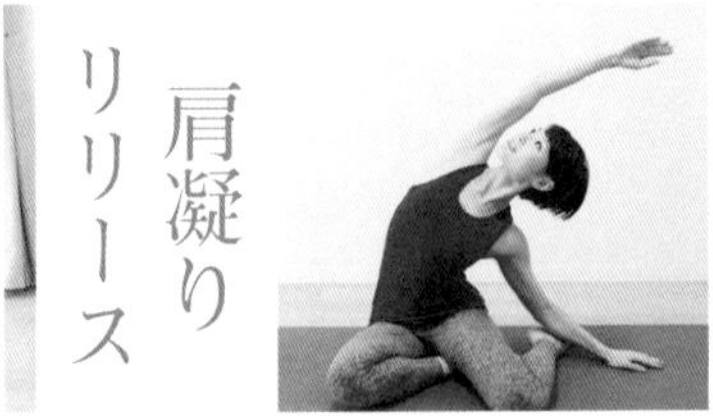

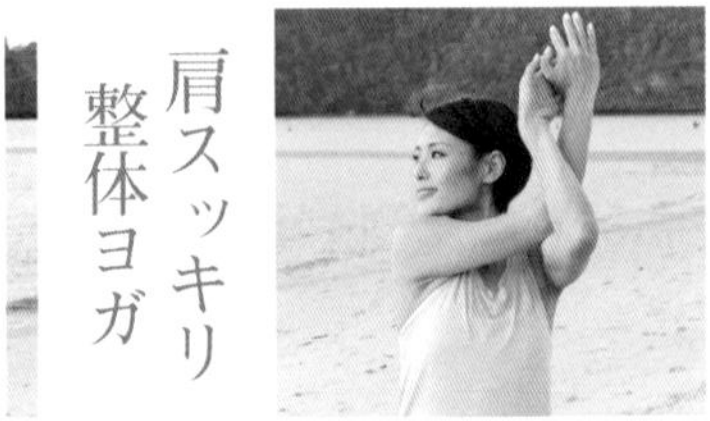

肩と背中をほぐすヨガ☆
不思議なほど肩こりが軽くなる!

245 / 16分

肩こり・首こりが驚くほど
軽くなるヨガ☆
初心者におすすめ

311 / 14分

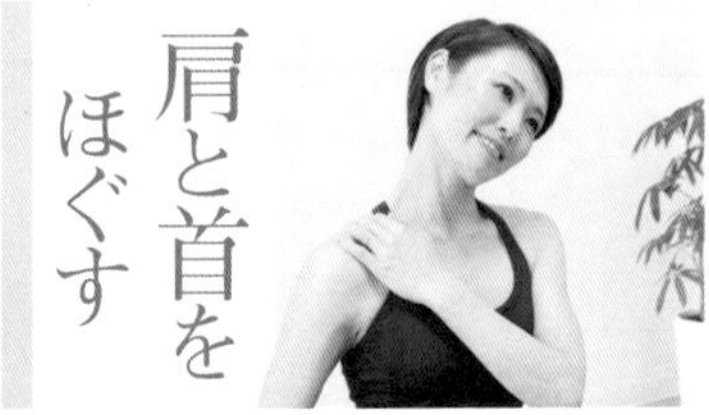

腰痛改善

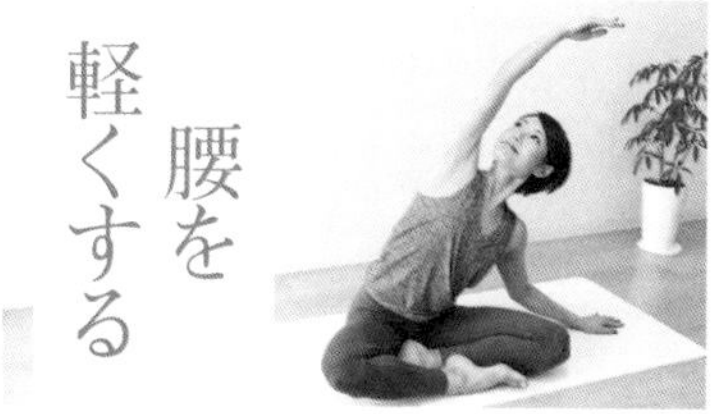

初心者にオススメの
腰回りをほぐすヨガ☆
腰痛改善に効果的！

＃287／16分

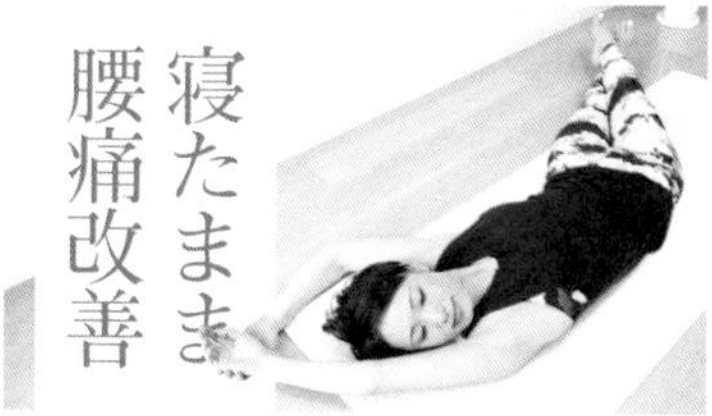

寝たままできる
腰痛改善ヨガ☆
初心者におすすめ

＃310／15分

自律神経を整える

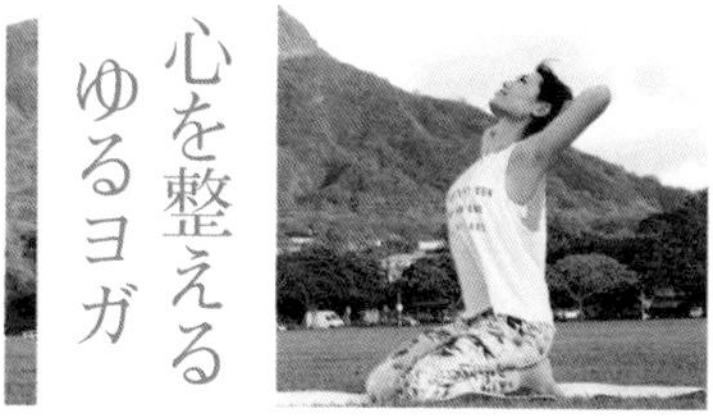

心と身体の
リフレッシュゆるヨガ
夜寝る前にオススメ☆

＃276／16分

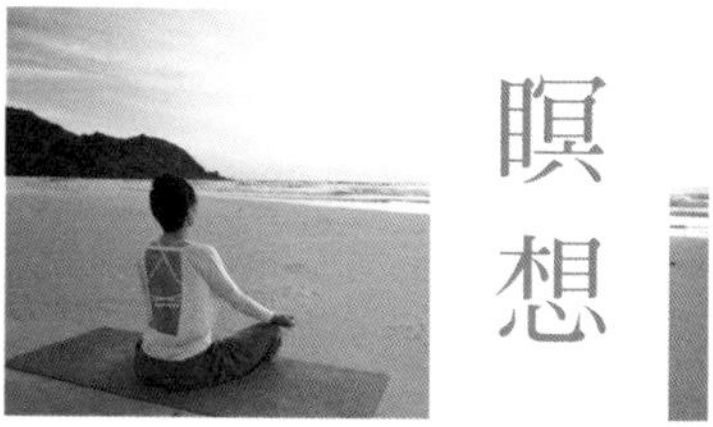

マインドフルネス瞑想
ストレスを軽減し
ポジティブ思考になる

＃244／17分

4週間カレンダーの使い方

「7つのエクササイズを連続でやるのがきつすぎる」「YouTubeにあるB-lifeの動画から何をやればいいかわからない」という方に向けて、4週間で無理なく運動を習慣化するプログラムを組みました。この本の7つの動画と、既存のYouTube動画を組み合わせているので、いつでもだれでも始められます。好きな動画が見つかったら、それを組み合わせてオリジナルカレンダーを作ってみても楽しいですよ。

Day 1 お腹		
朝	□	目覚めの 朝ヨガⅢ ⑪ #180
昼	□	太陽礼拝 （特別編）⑫ #248
夜	□	腹だけ 痩せる! ⑩ # 347
memo		

動画タイトル

すべてYouTubeの動画と連携！

動画番号

B-lifeのYouTubeで「＃番号」を検索すると動画にとべる

動画の再生時間

時間がない場合は
ここを目安にできるものを選んで調整しよう

メモスペース

その日の体調、本の習慣で実践したこと、
他に実践したプログラムなどを書き込もう

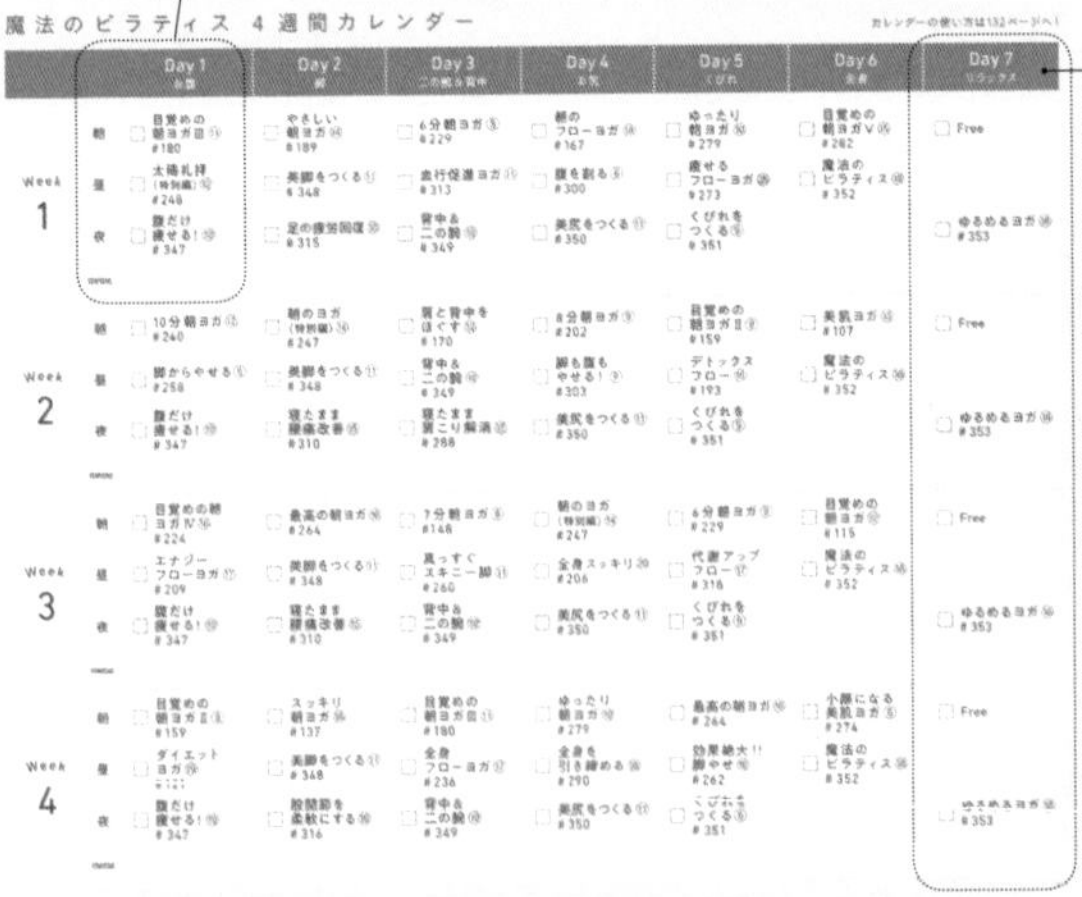

魔法のピラティス　4週間カレンダー

カレンダーの使い方は132ページへ！

		Day 1 お腹	Day 2 脚	Day 3 二の腕&背中	Day 4 本気	Day 5 くびれ	Day 6 全身	Day 7 リラックス
Week 1	朝	目覚めの朝ヨガⅢ⑪ #180	やさしい朝ヨガ⑭ #189	6分朝ヨガ⑤ #229	朝のフローヨガ⑭ #167	ゆったり朝ヨガ⑯ #279	目覚めの朝ヨガⅤ⑮ #282	Free
	昼	太陽礼拝（特別編）⑫ #248	美脚をつくる⑪ #348	血行促進ヨガ⑪ #313	腹を割る③ #300	痩せるフローヨガ㉖ #273	魔法のピラティス⑱ #352	
	夜	腹だけ痩せる!⑩ #347	足の疲労回復⑨ #315	背中&二の腕⑩ #349	美尻をつくる⑪ #350	くびれをつくる⑤ #351		ゆるめるヨガ⑭ #353
	memo							
Week 2	朝	10分朝ヨガ⑫ #240	朝のヨガ（特別編）⑭ #247	肩と背中をほぐす⑭ #170	8分朝ヨガ⑨ #202	目覚めの朝ヨガⅡ⑨ #159	美肌ヨガ⑬ #107	Free
	昼	脚からやせる⑤ #258	美脚をつくる⑪ #348	背中&二の腕⑩ #349	脚も腹もやせる!⑨ #303	デトックスフロー⑯ #193	魔法のピラティス⑱ #352	
	夜	腹だけ痩せる!⑩ #347	寝たまま腰痛改善⑮ #310	寝たまま肩こり解消⑮ #288	美尻をつくる⑪ #350	くびれをつくる⑤ #351		ゆるめるヨガ⑭ #353
	memo							
Week 3	朝	目覚めの朝ヨガⅣ⑯ #224	最高の朝ヨガ⑯ #264	7分朝ヨガ⑧ #148	朝のヨガ（特別編）⑭ #247	6分朝ヨガ⑤ #229	目覚めの朝ヨガ⑫ #115	Free
	昼	エナジーフローヨガ⑫ #209	美脚をつくる⑪ #348	真っすぐスキニー脚⑪ #260	全身スッキリ⑳ #206	代謝アップフロー⑰ #318	魔法のピラティス⑱ #352	
	夜	腹だけ痩せる!⑩ #347	寝たまま腰痛改善⑮ #310	背中&二の腕⑩ #349	美尻をつくる⑪ #350	くびれをつくる⑤ #351		ゆるめるヨガ⑭ #353
	memo							
Week 4	朝	目覚めの朝ヨガⅡ⑨ #159	スッキリ朝ヨガ⑭ #137	目覚めの朝ヨガⅢ⑪ #180	ゆったり朝ヨガ⑯ #279	最高の朝ヨガ⑯ #264	小顔になる美肌ヨガ⑤ #274	Free
	昼	ダイエットヨガ⑲ [illegible]	美脚をつくる⑪ #348	全身フローヨガ⑫ #236	全身を引き締める⑱ #290	効果絶大!!脚やせ⑯ #262	魔法のピラティス⑱ #352	
	夜	腹だけ痩せる!⑩ #347	股関節を柔軟にする⑯ #316	背中&二の腕⑩ #349	美尻をつくる⑪ #350	くびれをつくる⑤ #351		ゆるめるヨガ⑭ #353
	memo							

曜日ごとのテーマ

月曜日は「お腹」火曜日は「脚」など、曜日ごとにテーマを設定。
自分の体調に合わせてアレンジしてもOK！

← 動画にとべるPDFデータ

こちらのQRコードからカレンダーのPDFデータをダウンロード！
動画タイトルをタップすれば動画が映ります。
モチベーションアップのために、壁に貼るのもオススメです。

Mariko's Q&A

健康管理

Q1　病気やケガの経験は？

バレエをしていたときは、足のケガがたえなかったですが、大きな病気はないです。最近はフィリピンのセブ島に行ったとき、一度食あたりになったぐらいです。風邪もあまり引きません。

Q2　体調が悪いときはどう過ごす？

運動します！　微熱や風邪のひき始め程度なら、1時間ぐらい走って発汗するとだいたい治るという特殊体質なもので（笑）。ちょっと体調が悪いな、というときに家でジッとしていると、気持ちが鬱々としてきて、さらに体調が悪くなるんです。走ったり、ヨガや筋トレなどをしたほうが体が楽になって、同時に、具合の悪さも解消するという感じです。もっとも、これは一般的にはおすすめできない方法です。真似はしないでくださいね。

Q3　ランニングで意識していることは？

姿勢が崩れないようには意識します。ランニングが好きな理由は走っていると「無」になれるからなんですね。余計なことは考えずに走っています。考え事をして煮詰まったときに走りに行くと、頭の中もスッキリして、いいアイデアが浮かびます。走っている最中か走り終わった後に、パッとひらめくことが多くあります。

Q4　更年期について

私はまだですが、以前、東洋医学に詳しい方にお会いしたとき、体質的に更年期症状が出やすいタイプだと言われたことがあります。

子 育 て

Q5　子育てのモットーは？

あまり考えたことはなくて、とりあえず自由に、のびのびと育ってほしいですね。これをして、あれをして、と口うるさく言うことはありません。強いて言うと、好きなことやいいところを伸ばしてあげたいと思っています。そこを伸ばせば、道は拓けると思うので。

Q6　子どもの食事や健康では、どんなことに気を付けている？

B-lifeオンライサロンで、管理栄養士の豊永彩子さんにアドバイスをいただいていて、それがとても役立っています。よく食べさせているのは卵。卵はビタミンC以外の栄養素が詰まっていると聞きました。子どもだからか、野菜があまり好きではなく、唯一好きなブロッコリーとほかのものを一緒にするなど、工夫して出しています。おやつにふかしたサツマイモを出したら、甘いから喜んで食べてくれました。

出 産

Q7　出産で太った？
元の体重に戻るまでどのくらいかかった？

はい、太りました！　10kg!!　元の体重に戻るまでには結構かかって、1年以上、1年半〜2年近くかかったと思います。なぜ、そんなに時間がかかったか？　産後すぐに走り始めたんですが、その消費量よりもよく食べていたから、でしょうか（笑）。

授乳中で、栄養があるおいしいおっぱいを出さなくちゃ、という思いもありましたし。B-lifeを始めたのは産後半年ぐらいだったので、初期の動画を見ると結構プクプクしてます。

Q8　つわりは？

つわりはすごく軽いほうでしたが、ありました。私の場合は胃にものが入ってないと気持ち悪くなるタイプのつわりで、無性に酸っぱいものを食べたくなって。それまで大好きだったチョコレートを一切受け付けなくなって、プチトマトや梅干しや、かんきつ系の果物を持ち歩いて食べていました。それも２週間ぐらいで終わったので、つわりが重い方に比べたら、ないに等しいぐらいの軽さだったと思います。

Q9　安産のためにしたことは？

特別にしたことはなく、出産の10日前までバレトンを教えていました。少人数のサークル的なレッスンで、見事にせり出たお腹で。股関節のストレッチは毎日していました。これも出産のためではなくて、バレエを始めた子どものころからの習慣です。そう言えば、産むとき、お医者さんから呼吸法が上手だと褒められました。ヨガをやっているおかげで、先生いわく「５人くらい産んだ経験があるのかと思った」と（笑）。お産自体もすごく軽かったです。夜中の２、３時に陣痛がピークになり、夫と分娩室に連れていかれ、一瞬で出産した、という感じでした。

Q10　産後すぐにしたことは？

産んだのが深夜の３時半ころで、すっごくお腹が空いていて…。看護師さんに「朝ごはんを大盛りにしてください」と頼み、大盛りの朝ごはんをいただきました。その後は、普通に動けたので、病室で荷物整理をしてました。ちょっと眠いかな、という程度の疲労で、元気でしたね。

Q11　おすすめのマタニティヨガは？

「寝たままヨガ」という動画は骨盤を矯正するためのもので、私がリアルに産後、ベッドの上でやっていたものです。実は、入院した病室の壁に産後のおすすめの運動が貼られていて、それが寝たままするものだったんですね。それにヒントを得て作ったのが「寝たままヨガ」です。ほかに、「骨盤底筋を鍛える」という動画もおすすめです。

メンタル

Q12　落ち込むことはある？　どうしてる？

あるにはありますが、引きずることはありません。1時間走るか、一晩寝るか、そのどちらかをすれば落ち込みは去って、さようなら〜という感じです（笑）。夫とケンカしても、走るか寝るかをすれば忘れられます。落ち込んで悩み出すと、アレコレ悩むのが面倒臭く思えてくるんですよ。だからパッと切り替えて、いつもの自分に戻ることにしています。

Q13　天候や季節、月経などで気分が左右されることは？

ありますが、そんなときは走る！　運動する！　月経前はすごく食欲が増して、特に甘いものが食べたくなります。ガマンするのは難しいので、食べたいだけ食べて運動する、以上！　みたいな（笑）。ホント、単純です。

食事

Q14　マリコさんがよく作る料理は？

基本は和食で、焼き魚やホイル焼き、煮物もよく作ります。どちらかというと、素材を味わいたいので、ソースやタレをたっぷりかけるような料理は作りません。シンプルにしたほうがヘルシーなので。

Q15　朝昼夜、何を食べてる？

朝は、パンのときは卵料理とフルーツとヨーグルト。ご飯のときは味噌汁と、納豆や焼いた鮭など、ごく一般的な朝食です。昼は食べたいものを、揚げ物でもステーキでもガッツリ食べて、夜はヘルシーに軽めにします。詳しくは『魔法のヨガ』に書かれているので、よかったら見てくださいね。

Q16　甘いものやジャンクフードはどのくらい食べる？

甘いものは、よく午後に食べます。ほぼ毎日、チョコレートやアイスクリームなど。甘いものが大好きです。以前よりだいぶ量は減りましたが、完全にやめることはできなくて。あまりストイックにしすぎても、反動が大きくなる気もしますし。ジャンクフードは、月１で食べるか食べないか、という程度です。無性に食べたくなるのは、ケンタッキーの和風チキンカツサンドです。

Q17　食べる量は気にしていますか？

特に、気にしていません。ズバリ、大食い、ご飯もパスタも、基本大盛りです（笑）。とはいえ、毎食好きなものを好きなだけ食べたら確実に太るので、それをするのは昼食だけにしています。昼食の量を９～１０としたら、朝食は6～7、夕食は5という感じです。

旅行の事

Q18　おすすめの場所

好きなのはハワイ島とフィリピンの離島のエルニドです。エルニドは秘境と言われていて、かなり行きにくいですが。オーストラリアのバイロンベイも好きです。ヨガやサーフィンの聖地で、オーガニックフードも豊富。街の雰囲気がオシャレで、住みやすそうなイメージでした。あと、新婚旅行で行ったイタリアの世界遺産のチンクエ・テッレも、とても素敵なところでした。海岸沿いの切り立った崖にカラフルな家屋が並んでいて、自然とうまく調和しているのが印象的でした。大都会よりも、自然が豊かなところが好きですね。

Q19　旅行先でも運動する？

はい、もちろん！　旅先には必ずヨガマットを持参します。朝ヨガは欠かせない習慣です。宿泊先にランニングマシンがあれば、走ります！

Q20　これから行ってみたいところ

ニュージーランド、カナダ（特にバンクーバー）、ギリシャ。全部、夫の推薦ですが（笑）。夫はグランドキャニオンで、グランドサークルを周りたいそうです。今年行く計画を立てていましたが、コロナ騒動で延期に……。終息し次第、行きたいと思います！

おわりに

数ある中からこの本を手にとっていただき、ありがとうございます。

私が人生の選択に初めて迷ったのは20歳のときです。

短大を卒業したら就職するべきか、バレエ団に入るべきか、という二択で、どちらにもメリットとデメリットが同じだけあったのです。いくら考えても自分では決められず、バレエの恩師に相談に行くと、目からウロコが落ちるアドバイスをいただきました。

「バレリーナになって悩みたいか、ＯＬになって悩みたいか。どっちに進んでも悩むものだから、したいほうを選びなさい。」

それなら絶対、バレリーナになって悩みたい！　その場で即決し、実際にバレエ団に入団したら、バレリーナとして本当に悩むことになりました（苦笑）。

しかし、自分で選択した道。

後悔はありませんし、そこでの経験や努力があり、今の私がいます。

今でも恩師にあのとき言われた言葉「どちらにしても悩むものだから、したいほうを選びなさい…」は人生において選択しなければならない場面に立ったとき、私の脳裏によみがえってきます。

もしあのとき、ＯＬになって悩むことを選んでいたら……。いろんな経験を積みつつも、自分がしたいことからかけ離れている分、なりたい自分からもかけ離れて、人生を遠回りすることになっていたかと思います。

いつでも心の支えになっている恩師に改めて感謝の気持ちでいっぱいになります。

バレエ団退団後は、「すべきこと」から開放された感覚があって、心も体も楽になりました。それ以降、いろんな悩みを抱えながらも、なんとか乗り越えられたのは、常に自分の気持ちに正直に生きてきたからだと実感しています。

ハッピーでない人生経験もふみつつ、今は楽しくて幸せです。

人間、誰でも好きなことをしているときが一番自分らしくて、一番楽しくて、イキイキしていて、ハッピーですよね。

楽しく心地よく体を動かすと体も元気になるし、気持ちも元気になるということを身をもって経験しています。

不安が多くて、先が見通せない今だからこそ、「体を強く元気にして、心も強く元気にする」というピラティスが皆様の支えになりますように。

最後になりましたが、杉山さん、茅島さん、千々岩さん、柿沼さん、ＫＩＴさん、多くの方のご協力のもと無事に出版できたことを心より感謝しております。

今後も夫婦で力を合わせながら、私たちと繋がってくれた皆さまの日常が美しくハッピーになれることをたくさん配信していきたいと思っております。

B-life　ＭＡＲＩＫＯ

著者紹介

B-life ／ Mariko（マリコ）

千葉県出身。B-lifeインストラクター。9歳から本格的にクラシックバレエを始める。バレエを続けながら、中高時代は新体操部にも所属。短大時代は昼に学校に通い、夜は東京バレエ団の付属学校へ。短大卒業後、NBAバレエ団に入団し、日本バレエ協会など数々の舞台に出演。バレエ団退団後、バレエ講師を務めながら、ヨガ・フィットネスの様々な資格を取得し、インストラクターとして活動する。現在に至るまで延べ数千名以上の指導に努める。B-lifeでは、これまでの経験を活かし、ヨガ・フィットネス・バレエ・バレトンなど、完全オリジナルのプログラムを提供し、多くの視聴者から支持を得る。

B-life ／ Tomoya（トモヤ）

岐阜県出身。B-life経営。2001年、米国公認会計士を取得し、就職氷河期にITベンチャーに就職するも、2年で倒産寸前まで追い込まれる。2004年、再起を目指して単身カナダへ留学し、グローバルビジネスと英語を学ぶ。また、ここで初めてヨガと出会ったのがきっかけで、ヨガの練習に取り組み始める。帰国後、エルメスやディズニーといった外資系企業で10年間働いたのち、独立。インストラクターである妻のMarikoとともにYouTubeチャンネル「B-life」を立ち上げる。瞬く間に登録者約80万人、再生回数1億3000万回となり、日本の女性向けヨガ、フィットネスチャンネルで圧倒的人気を誇る。B-lifeでは、経営、撮影、編集、企画まで何でもこなすマルチクリエイター。

[Web]　https://www.blifetokyo.com/

[YouTube]　www.youtube.com/c/BlifeTokyo

[Instagram] [Twitter] [facebook]　@blifetokyo

みるみる美ボディ

魔法のピラティス

2020年6月13日　初版第1刷発行
2020年6月15日　初版第2刷発行

著　者	B-life
発行者	岩野裕一
発行所	株式会社実業之日本社 〒107-0062 東京都港区南青山5-4-30 CoSTUME NATIONAL Aoyama Complex 2F 電話（編集）03-6809-0452 　　（販売）03-6809-0495 https://www.j-n.co.jp/
印刷・製本	大日本印刷株式会社
文	茅島奈緒深
デザイン	柿沼みさと
撮　影	千々岩友美
写真協力	B-life p2、31、38-40 Adobe Stock　p10、11、19、25、27、29、33、35、134-139
衣装協力	KIT（オーソ株式会社）
編　集	杉山亜沙美（実業之日本社）

ISBN 978-4-408-33915-3（新企画）